硒与健康 **123** 问

王怀瑾　编著
王广仪　审校

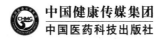

中国健康传媒集团
中国医药科技出版社

内 容 提 要

　　微量元素硒是近年来研究较多的一种人体必需微量元素，迄今为止，医学界通过研究已经认识到，人体大约 40 余种疾病与缺硒相关，这些疾病几乎覆盖了全身所有的器官与组织，其中包括恶性肿瘤和心脑血管疾病这两种发病率与死亡率最高的疾病。本书通过问答的形式，详细阐述了微量元素硒与人体健康的密切关系、硒的作用机制以及如何科学合理补硒，意在使国民充分认识到硒对人体健康的重要意义，防止缺硒。

图书在版编目（CIP）数据

　　硒与健康 123 问 / 王怀瑾编著. —北京：中国医药科技出版社，2019.9（2025.4 重印）

　　ISBN 978-7-5214-1294-9

　　Ⅰ．①硒… Ⅱ．①王… Ⅲ．①硒–关系–健康–问题解答 Ⅳ．①R151.2–44

　　中国版本图书馆 CIP 数据核字（2019）第 175336 号

美术编辑　　陈君杞
版式设计　　易维鑫

出版　**中国健康传媒集团** ｜ 中国医药科技出版社
地址　北京市海淀区文慧园北路甲 22 号
邮编　100082
电话　发行：010–62227427　　邮购：010–62236938
网址　www.cmstp.com
规格　880×1230mm　¹⁄₃₂
印张　6⅞
字数　144 千字
版次　2019 年 9 月第 1 版
印次　2025 年 4 月第 6 次印刷
印刷　大厂回族自治县彩虹印刷有限公司
经销　全国各地新华书店
书号　ISBN 978-7-5214-1294-9
定价　**29.00** 元

获取新书信息、投稿、为图书纠错，请扫码联系我们。

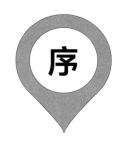

序

　　硒是人体 15 种必需微量元素中最重要的抗氧化元素，在人体中含量只有千万分之一，硒不能在人体中转化和合成，必须从外界摄取。缺硒会引发多种疾病，增加患病的风险。与缺硒相关的疾病几乎囊括了人体所患疾病的所有种类，补硒是预防这些疾病、降低患病风险的最有效手段。我国著名营养学家于若木教授曾语重心长地指出：防止缺硒是关系到亿万人民健康的大事。现在当务之急是要重视和宣传硒与人体健康关系的知识，提高对硒的认识水平。

　　自 1817 年硒元素发现以来，人们在 140 年间都没有发现它还与健康有关。直到 1957 年，德国生物化学家施渥次（Schwarz）首次通过实验发现了硒是生命的营养元素，引起了科学界高度重视。此后，硒与人体健康和疾病关系的研究发展迅速，宣传科学补硒和发展富硒食品成为当务之急。美国亚利桑那大学研究人员给 1000 多位癌症患者每天补硒 200μg，结果显示死亡率降低了 50%，说明微量元素硒在癌症治疗中具有重要的作用。

　　硒是神奇的生命元素，在全世界范围内呈地带性分布，特别是在中国存在着低硒环境带。中国是一个严重缺硒的国家，重视补硒工作，包括药品硒对疾病的治疗、食品补硒、发展富硒农业、研制各种富硒食品是利国利民的大事。

　　本书详细介绍了微量元素硒的相关知识，其中包括微量元素硒与人体疾病和健康的密切关系，对帮助大众提高硒的认识水平，指导人们科学合理补硒、增强健康体质与防治疾病具有重要指导意义。

　　本书的编写得到了牡丹江灵泰药业股份有限公司的大力支持，近年来，该企业在硒与健康的研究方面，同国内多家知名高校科研机构合作，取得了可喜的研究成果。在此表示祝贺并感谢！

中国微量元素科学会发起人
微量元素金钥匙奖获得者
原中国微量元素协会副理事长
王广仪
2019 年 5 月

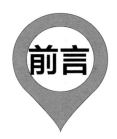

前言

21世纪，人类正式开始认识生命，并进入了生命科学的时代。

在这个时代，由于科学的发展与社会文明的进步，绝大多数人群已经摆脱了饥饿和贫困，拥有健康的身体与生活成为人类更高的要求。

什么是健康？如何得到健康？……这一系列问题需要有一个科学、合理、透明、确切的答案。为此，生物化学界、医学界、营养学界的学者们进行了长期、认真、不懈的研究。

不言而喻，健康确实涉及到方方面面的研究课题与因素，其中营养与健康的关系颇受瞩目，也是近年来研究最深入的课题之一。

生物体之所以能够生存，必须从外界环境中摄取营养，而自然界所有营养物质都是由化学元素组成的，这些组成营养物质的化学元素就是生命元素。所以，自然环境元素与生命健康休戚相关，具有不可分割的关系。

科学研究证实，宇宙变化制造了化学元素，浩瀚的宇宙是由无数微小的化学元素组成的。

迄今为止，人类已经在地球上发现了 92 种天然化学元素。科学界一致认为，地球自然环境中存在的 100 多万种无机化合物和几百万种有机化合物都是由这 92 种天然化学元素以不同成分以及排列组合而成。自然界存在 20 多万种微生物、30 多万种植物和 100 多万种动物，虽然数量庞大，形状各异，种类复杂，但均由最基本的化学元素组成，正是由于元素组成的成分与排列组合不同，造就了自然界生物的多样性和特异性。

20世纪，自然科学界最重要的研究成果之一是化学向生物学渗透并与生物学相结合，形成了生物化学，架起了化学与生命科学的联系桥梁。

在人体的生命科学研究中，科学家们发现组成生物体的元素几乎涉及自然界所有的天然元素。目前在人体中已经找到70多种元素（有资料报道为81种），但真正公认的人体生命必需元素只有26种：其中必需宏量元素11种，占人体总重量的99.9%以上（有资料报告为99.95%），在人体中主要构成物质为水、蛋白质、脂肪、碳水化合物（糖类）和骨质，缺少它们生命就会终止；必需微量元素有15种，仅占人体总重量的0.01%左右，虽然量微，但在生命活动中起着十分重要的作用，如果缺少，人体就不能健康，甚至难以生存。

人体内无论必需宏量元素还是必需微量元素，均各有定位，各司其职，彼此可以互相影响或依赖、互相协同或协作、互相拮抗或抑制，但不能互相取代。尽管机体对每种必需元素的需要量不同，但每种必需元素的摄入量都必须满足机体的需要。当然，任何必需元素的摄入如果超过机体正常需要量，对机体健康也是不利的，或导致营养过剩，或导致代谢紊乱，或导致中毒反应。

所以，人体内26种必需化学元素对机体的健康和生存十分重要，它们既不能缺少，也不能过量，它们在机体内保持着一种相对平衡与稳定的状态；一旦这种平衡被打破，就会影响机体健康，引起相关疾病的发生发展。

微量元素硒是近年来研究较多的一种人体必需微量元素，在人体通过一系列含硒酶发挥抗氧化与抗过氧化作用（清除各种自由基与脂质过氧化物，保护组织细胞膜），并通过硒蛋白调整、增强机体细胞免疫与体液免疫功能，拮抗、排出体内有毒金属元素和有害化合物。硒还具有一系列非抗氧化生物学功能，在机体内发挥重要的生物学作用，从而维护机体新陈代谢的正常进行，维护机体的健康水平，预防缺硒相关疾病的发生与发展。迄今为止，医学界通过研究已经认识到，人体大约 40 余种疾病与缺硒相关，这些疾病几乎覆盖了全身所有的器官与组织，其中包括恶性肿瘤和心脑血管疾病这两类发病率与死亡率最高的疾病。

本书通过 123 个问答，详细阐述了微量元素硒与人体健康的密切关系，意在使国民充分认识到硒对人体的重要意义，并指导国民科学合理补硒，从而提高国民的健康水平。

在编著过程中，我学习并参阅了许多相关文献和资料，特别是吕选忠、于宙、王广仪等教授编著的《元素生物学》，在此一并表示诚挚的谢意。

本书承蒙中国微量元素科学会发起人、微量元素金钥匙奖获得者、原中国微量元素科学研究会副理事长、著名化学与微量元素学专家王广仪教授审读并作序，谨此致以衷心的感谢！

本书编著过程中，受到牡丹江灵泰药业的关注与支持。牡丹江灵泰药业是国内最早生产有机硒制剂——硒酵母的企业，为我国医学临床用硒制剂防治相关疾病和国民补硒工程的开展做出了卓越贡献。

由于水平有限，书中难免有疏漏之处，恳请广大读者与专家学者们批评指导。

王怀瑾

2019 年 4 月

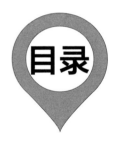

目录

● 补硒篇 ●

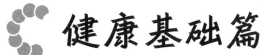

健康基础篇

1　健康是什么？

健康是什么?这个问题似乎人人都能回答。但是要确切地说出其真正含义，则不是人人都能做到的。

我们说，健康是指一个人在身体、精神和社会等方面都处于良好的状态。健康包括：①主要脏器无疾病，身体形态发育良好，全身各器官、系统具有良好的生理功能，有较强的身体活动能力和劳动能力，这是判断一个人身体是否健康的最基本要求；②对疾病的抵抗能力较强，能够适应环境变化与各种生理刺激以及致病因素对身体的作用与影响。

传统的健康观念是"无病即健康"，现代的观念则是"整体健康"。世界卫生组织（WHO）提出，健康不仅是躯体没有疾病，还要具备心理健康、社会适应良好和有道德。所以，现代人的健康内容包括：躯体健康、心理健康、心灵健康、社会健康、智力健康、道德健康、环境健康等等。

2　健康的十项标准是什么？

世界卫生组织（WHO）提出的健康十项标准如下。

（1）精力充沛，能从容不迫地应付日常生活和工作。

（2）处事乐观，态度积极，乐于承担任务，不挑剔。

（3）善于休息，睡眠良好。

（4）应变能力强，能适应各种环境变化。

（5）对一般感冒和传染病有一定的抵抗力。

（6）体重适当，体态均匀，身体各部位比例协调。

（7）眼睛明亮，反应敏锐，眼睑不发炎。

（8）牙齿洁白，无缺损，无疼痛感，牙龈正常，无蛀牙。

（9）头发光洁，无头屑。

（10）肌肤有光泽，有弹性，走路轻松，有活力。

3 老年人的十项健康标准是什么？

由中华医学会老年学分会提出的健康老人十项标准如下。

（1）躯干无明显畸形，无明显驼背等不良体型，骨关节活动基本正常。

（2）无偏瘫、老年性痴呆及其他神经系统疾病，神经系统检查基本正常。

（3）心脏基本正常，无高血压、冠心病及其他器质性心脏病。

（4）无慢性肺部疾病，无明显肺功能不全。

（5）无肝肾疾病、内分泌代谢疾病、恶性肿瘤及影响生活功能的严重器质性疾病。

（6）有一定的视听功能。

（7）无精神障碍，性格健全，情绪稳定。

（8）能恰当地对待家庭和社会人际关系。

（9）能适应环境，具有一定的交往能力。

（10）具有一定的学习、记忆能力。

4 影响健康的因素有哪些？

影响人类身体健康的主要因素包括环境因素、行为和生活方式、生物因素、卫生服务。

（一）环境因素

人类的身体健康总是与环境中的某些因素有关，有害因素如被污染的水、空气，生产环境中的职业性危害、噪音等等均可以导致疾病从而影响健康。

（二）行为和生活方式

吸烟、酗酒、滥用药物、缺乏体育锻炼、不良饮食习惯等均对健康带来直接和间接的影响。在美国，人群前 10 位死亡原因中，有 7 种死亡原因与行为和生活方式有关。

（三）生物因素

影响人体健康的生物因素主要是由病原微生物引起的传染病和感染性疾病，如家族遗传或非遗传的内在缺陷、变异、老化而导致的人体发育畸形、代谢障碍等现象。

（四）卫生服务

卫生服务水平的高低、质量的优劣直接影响人群健康的水平，长期以来，"看病难"成为了中国社会持续关注的一个热点问题。医疗资源总体的不足以及分布不均衡，医疗保障覆盖面太小、医疗费用上涨过快和政府投入不足都对人体有着多方面的影响。

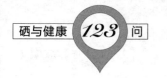

5 如何才能使身体健康？

影响身体健康的因素是多方面的，近些年，人们通过不停探索，不断地发掘并总结了与健康息息相关的多个要素，如健康与饮食、健康与营养、健康与运动、健康与养生、健康与娱乐、健康与情绪、健康与疗养、健康与休闲等等。人们对保持身体健康的共识有如下几点：①和情志，我们常说"心平气和利长寿"，心平则神思稳定，神思稳定就气血平和，气血平和就有利于保护脏腑功能，脏腑功能正常人就能远离疾病，所以我们要调控情绪，舒畅心情，用乐观、开放、包容的心态对待工作、生活。②养心神，清代著名养生家曹庭栋说："心不可无所用，非必如槁木死灰，方为养生之道，静时固戒动，动而不妄动，亦静也。"告诫人们可以通过一些功法练习如其自创的卧功、坐功、立功等做到动静相兼，刚柔并济，以意行气，气贯全身，以气养神，精足气通，气足生精，达到保健的目的。③慎起居，曹庭栋研创了诱导入睡的"操""纵"二法，又介绍了睡觉的最佳时间、睡时应采取的姿势、手足如何放置以及如何护头、护肚、护肩颈等等，特别强调"睡卧不可言语"，有节律的作息、良好的睡眠能提高人的免疫功能，维持人身体健康。④节饮食，饮食有节制，"水陆之味，虽珍美毕备，每食宜杂"且"凡食物不能废咸，但少加使淡，淡则物之真性真味俱得"，我们日常饮食要强调"多而杂"，不可偏咸，特别是老年人，因老年人普遍脾胃虚弱，所以在阐明食补理论、食物宜忌和食物摄养外，大力倡导老年人食粥，规律、有节制的饮食是保持身体健康的重要条件。⑤适寒暖，"衣可加即加，勿以薄寒而少耐"。

中国有古语"民以食为天""病从口入"，在人们的日常生活中更多的是注重饮食中的营养搭配以维持身体健康，随着营养学科的不断发展，人们对营养的认识也不断深入。

6 什么是营养？

营养是从食物中可以获取的，身体必须的生物素。营养无疑对身体健康至关重要，随着社会经济的发展，人们对与身体健康密切相关的营养的认识也发生了很大变化。

20 世纪 50 年代以前，人们提到的营养不外乎三大要素：蛋白质、脂肪、碳水化合物（糖类）。蛋白质由氨基酸组成，脂肪包括饱和脂肪酸与不饱和脂肪酸，碳水化合物则包括多糖、双糖、单糖（葡萄糖），在那个贫困的年代，人们普遍认为，要想健康就必须加强营养，就需要充分摄入这三大要素。

到了 20 世纪 60、70 年代，人们进一步认识到维生素在营养素中的重要地位和对人体健康的重要意义，学术界对各种维生素的研究十分火爆，取得了许多成果。人们对维生素不再陌生，维生素的临床应用也越来越广泛，到后来几乎形成了人人都要补充维生素的局面。

从 20 世纪 80、90 年代开始，一种新的营养理念逐步进入人们的视线，那就是生命元素。

可见，人们对营养的认识和理解由浅入深、由远至近、由粗到细，从宏观的人人皆知的三大要素到科学界正在不断深入研究的生命元素，彰显了生物化学和医学科学的非凡发展与进步。

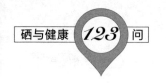

7 什么是生命元素？

生命元素是人体不能自行合成而必须从外界摄取的最基本的营养素——生命必需的化学元素。

迄今为止人类在地球上发现了 119 种化学元素，其中 92 种为天然化学元素，其余 27 种均为人工合成的化学元素。自然科学研究认为，现在已知的地球上的 100 多万种无机化合物和几百万种有机化合物都是由这 92 种天然化学元素构成的。

既然自然界是由化学元素构成，那么化学元素就不仅存在于所有的矿物中，包括生物体在内的一切物体和环境都存在化学元素，这就是"元素普遍存在定律"。

随着化学向生物学领域的研究渗透，21 世纪的人类进入了生命科学时代。科学研究证实，自然界中有 20 多万种微生物、30 多万种植物和 100 多万种动物，而所有的生物体构建和生命物质都是由最基本的化学元素所构成。

没有化学元素就没有生命，"生命元素是构成人体或生物体生命活动的基本单元，且是与周围环境不断发生交换关系的化学元素及其化合物"，也就是说，生命元素是组成人体或生物体并赋予其生命活动的基本化学元素。

8 人体的生命元素有哪些？

尽管研究发现，人体中已经检测到 70 多种（有资料报道达 81 种）化学元素，但是按照生命元素一定是生命体在生长、发育、繁殖过程中不可缺少的要求来看，学者们基本公认的人体生命元素只有 26 种，还有 6 种因存在争议而被列为其他元素。

在 26 种生命元素中，11 种元素含量很高，占人体总量的99.9%以上（有资料报告为 99.95%），在人体中主要构成水、蛋白质、脂肪、碳水化合物（糖类）和骨质，缺少它们生命就会终止，因此被称为生命必需宏量元素；另外 15 种元素含量很低，仅占人体总量的 0.01%左右，虽然量微，但在人体的新陈代谢中发挥着十分重要的作用，如果缺少，人体就不能健康，甚至难以生存，所以被称为生命必需微量元素。

由于天地之大，组成天地的化学元素在自然界的分布是不均匀的，这是导致地球上生物体内元素不平衡的主要原因。人和动物以及所有生物体一样，体内的元素含量有一个正常的范围，各元素之间也有一定的比例范围，保持各元素在体内的适宜含量和维护各元素之间的平衡，关系到人与各种生物的生、老、病、死，即关系到众生的健康与生存。无论是生命必需宏量元素还是微量元素，在人和生物体内各元素之间都存在着相互协同或拮抗等作用，并在体内形成一个完整的调控系统。生命元素在生物体内的相互作用是十分复杂的，有生命必需元素相互之间的协同与拮抗作用，也有生命必需元素和非生命必需元素之间的协同与拮抗作用；有必需宏量元素相互之间的协同与拮抗作用，也有必需微量元素相互之间的协同与拮抗作用；有必需宏量元素和必需微量元素之间的协同与拮抗作用，又有必需微量元素和非必需微量元素之间的协同与拮抗作用等等。体内的调控系统对从外环境进入体内的各种元素进行调节与控制，保持和维护生命必需元素的含量和比例在正常范围之内，特别是保持和维护各种必需微量元素在体内的平衡，以满足机体正常代谢的需要，保障机体各种功能的正常运行。

　　实践中，由于不同学者的学术观点和思路、研究方法、选材不一，对人体生命宏量元素和微量元素定义的解释以及对人体生命元素的组成成分看法也不完全一致，而要达成一致共识则需科学界进一步地深化研究和探讨、沟通，并且需要一段较长的时间方有可能达到。所以，大众在查阅或参阅相关文献资料时，要正确认识和理解这一点。

9　生命必需宏量元素有哪些？

　　人体生命必需宏量元素有 11 种：氧、氢、碳、氮、硫、氯、磷、镁、钙、钠、钾。其中氧、氢、碳、氮、磷、硫为生命有机元素；氯、钠、钾、钙、镁为生命无机元素。

　　氧不仅是地球上已知的 92 种天然化学元素中数量最多、分布最广的元素，也是人体中含量最高的元素，是构成生物体最主要的元素，其重量占人体总重量的 60% 左右。

　　我们知道，氧在生物体内主要以化合物的形式存在。生物体中最多的物质是水分，水占动物和人体总重量的 55%～67%，是氢和氧的化合物（氧占 89%，氢占 11%）。而一切生物体中的有机质，大多是氧的化合物。在动物和人体中，氧与碳、氢、氮构成生命的主要营养素，所以说"氧是生命的物质基础"。

　　氧在生命体内与摄入的碳水化合物、脂肪、蛋白质等营养物质进行一系列的氧化分解反应，释放能量和热量，供生命体活动需要；氧不仅参与生命体氧化分解的一系列新陈代谢活动，生命体内的呼吸作用、消化作用、吸收作用、光合作用、营养素的运载作用等等，都离不开氧的参与。

尽管宏量元素占人体总量的 99.95%以上，但是各元素在生命体中含量不同，且都有各自的合理比例，任何元素的过多或不足，都会导致机体新陈代谢等作用失调，从而影响健康，引发疾病。所以，维护和保持体内元素的平衡，是十分重要的。

10　生命必需微量元素有哪些？

目前研究认为，人体一般日常摄入的元素约有 36 种，除了 11 种必需宏量元素以外，还有 20 余种微量元素（占人体总量的 0.048%）。其中氟、硅、钒、铁、钴、钼、铜、锌、硒、锰、镍、锡、铬、碘、锶 15 种元素虽然仅占人体总量的 0.01%（万分之一）左右，但是如果缺少，人体就不能健康生长，甚至难以生存，所以称它们为生命必需微量元素。

对于不同的生物体（人、动物、植物及微生物）来说，生命元素与生命必需微量元素的构成是有区别的。

硼与锗可能对人体有益，但人体是否必需尚无定论，故暂且列为人体可能必需微量元素；砷虽然对人体有一些生物学作用，也能够治疗一些疾病，但目前仍归为有毒元素；铅、镉、汞是公认的有毒有害元素，在环境中应严格限制。为此，这 6 种化学元素被列为其他元素。此外，人体还时刻从环境中摄入另外的一些元素，但均是机体不需要的，有些还是有毒有害的。

当然，人们对生物体与人体必需元素和必需微量元素的认识有一个渐进的过程：继 17 世纪首先认识了铁，19 世纪认识了碘，20 世纪先后认识了铜、锰、锌、硒、氟等十多种生命

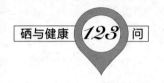

必需微量元素。随着科学技术的进步与深入发展，将来还可能从目前的可能必需微量元素或非必需微量元素中发现新的必需微量元素。

本书主要阐述必需微量元素硒与人体健康的关系。

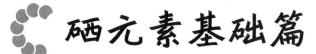

硒元素基础篇

11 硒究竟是什么？

硒是瑞典化学家 Berzelius 在 1817 年从硫酸厂的铅室泥中发现的一种与碲 Tellurium（原 Tellurian，希腊文"地球"之意）性质相似的新硫属元素，取名为 Selenium（原 Serene，希腊文"月亮女神"之意），在自然界一般以分散状态存在（属于稀散元素）。

硒在化学元素周期表中原子序数为 34，化学符号为 Se，是一种非金属化学元素，带负电荷，原子量为 78.96。硒在地壳中丰度为 0.000005%（亿分之五），平均含量（克拉克值）为 0.05mg/kg，地球上各岩类中硒的含量不同，我国岩石中硒平均含量为 0.073mg/kg，在湖北恩施地区硒中毒区的碳质页岩硒含量可达 280mg/kg，而低硒带的砂岩与黄土层硒含量多为 0.05mg/kg 左右。

硒为硫属元素，与硫性质相近，二者具有类质同象关系。

单质硒有三种同素异构体：无定形硒、晶体硒、金属硒。

硒的化合物分为天然化合物和合成化合物。合成化合物包括无机硒化合物和有机硒化合物。无机硒化合物主要有硒酸、硒酸钠、亚硒酸钠等，有机硒化合物主要为药用化合物等。

随着科学技术的进步和研究的不断深入，硒的用途和应用范围也越来越广泛，不仅广泛用于工业中，还广泛用于农业生产与医药保健领域中。

12 人类是如何逐步地认识到硒与人体健康和疾病关系的？

畜牧学家是最先发现与注意到硒与生物健康关系的，但是当

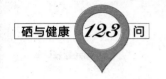
时硒被看成是对生物有害的一种元素。早在 1860 年，有人注意到土耳其小马的一些组织损伤与硒中毒有关，后来又发现美国南部达州一些牧场里的军马出现了一种奇怪的疾病，表现为身体瘦弱、疲惫不堪、蹄角很脆易碎、四肢僵硬跛行（被称为"碱毒病"或"盲目蹒跚症"），经过大量研究，研究人员于 1921 年提出，本病是由军马吃含硒量过高的牧草所导致的，并提出动物吃含硒量大于 0.8mg/kg 的牧草可引起急性硒中毒，吃含硒量为 0.4～0.8mg/kg 的牧草可引起亚急性硒中毒。当把牲畜带到牧草含硒量为 0.2～0.3mg/kg 的牧场后，病症消失了，于是，硒被看成是一种对生物有害的元素。20 世纪 30 年代，学者们认定"碱毒病"或"盲目蹒跚症"的病因系硒中毒，此后很长一段时间，硒一直被认为是一种剧毒品。

　　直到 1957 年，德国化学家 Schwarz 等经研究证实硒能够预防大鼠实验性肝坏死，并证明硒是动物体内必需的微量元素。

　　克山病是一种以心肌坏死为主的地方性心肌病，曾严重威胁病区居民的健康与生命。此病最早于 1935 年在我国黑龙江省克山县被发现，此后我国从东北、华北、西北到西南的 15 个省和自治区均发现本病的分布。病理学家研究指出，克山病属于一种生物地球化学性疾病。1969 年，我国西安医学院等单位的研究人员首次采用口服亚硒酸钠防治克山病，取得一定效果。1969～1972 年，中国科学院地理科学与资源研究所对 6 个省 53 个县 220 份粮食样品中的包括硒在内的 16 种与生命相关的元素进行分析测定，结果发现硒元素与克山病发病相关，克山病发病率高的地区正是硒分布最低的地区，这些地区粮食中硒含量也很低，由此看出，克山病的发病与硒元素的缺乏密切相关。

　　1973 年，美国学者 Rotruck 等发现硒是谷胱甘肽过氧化物酶的一个必需组分，揭示了硒的第一个生物活性形式，从而确立了硒在人与动物体细胞抗氧化与抗过氧化和消除自由基等防御机制方面的重要作用。同年，世界卫生组织（WHO）正式宣布：硒是人与动物生命中必需的微量元素之一。此后，国内外有关硒的研究和应用方面课题得到广泛开展，国际上多次召开与硒相关的学术研讨会进行学术交流，人类对硒的认识越来越深入。

1992 年，在美国田纳西州召开的第五届国际硒研讨会表明，硒与人体健康的研究已深入到分子生物学水平。

2015 年 1 月 18 日，中国"防治疾病，定量补硒"的全国工作会议在北京隆重召开，开启了"我国全民科学合理补硒，提高国民身体健康水平"的重大工程。

自 20 世纪 60 年代以后，人们对硒的研究已经发生了巨大的变化，即从早期主要研究其毒性转变为目前主要研究其对人与动物的生物学功能及其与人和动物健康的关系。

科学研究认为，硒是人与动物不可缺少的微量元素之一，生物体内的硒只能从环境中摄取，且生物体内只有维持一定量的硒，才能保持健康。人体全血硒的正常范围受多种因素影响，一般认为，人体全血硒含量的正常范围为 $0.07 \sim 0.15 mg/L$。当血硒含量低于 $0.05 mg/L$，会引发一系列相关疾病，但若血硒含量高于 $0.15 mg/L$，则会出现急性、亚急性或慢性硒中毒。

迄今为止，已知有 80 多种疾病的发生与体内硒水平降低有关，用硒治疗或辅助治疗有效。疾病涉及心脑血管系统、神经系统、呼吸系统、消化系统、泌尿生殖系统、血液及造血系统、代谢及内分泌系统、骨骼系统、皮肤黏膜系统、视觉器官等。可见，生物学家与医学家对硒在生物体中的生物学作用以及硒与人体

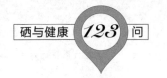

相关疾病等方面有了更多、更新的研究进展，科学合理补硒已经成为医学界与大众的共识。

13　大自然界硒元素的来源与分布状况如何？

科学家们将地球上存在的硒分为大气硒、岩石硒、土壤硒、水中硒、生物体硒。已知生物体硒是从自然环境中摄取，而存在于地球大自然环境中的硒又是从何而来又如何分布的呢？

（一）大气硒

火山喷发的硫化物中常伴有大量的硒并可聚集在喷发后的沉淀物中；油页岩、煤、石油中的硒含量比较丰富，燃烧时硒随废气进入大气，同时也进入土壤和水体。

（二）岩石硒

科学家们调查发现，地壳岩石中含硒量差异很大。岩浆岩硒含量为 0.01～0.05mg/kg；火成岩硒含量为 0.09～0.14mg/kg；沉积岩硒含量较高，为 0.03～1.0mg/kg，其中页岩硒含量平均为 0.6mg/kg，而黑色碳质页岩可达 5.0mg/kg 以上；砂岩和石灰岩多为 0.05～0.08mg/kg；蒸发岩中几乎无硒存在。

（三）土壤硒

我们知道，岩石是土壤的母体物质（称为成土母岩或母质），由于地壳中岩石硒含量不同且不均匀，不同地区来自不同岩石的土壤中硒含量也不相同且差异很大。如来自火山物质的土壤硒含量可高达 6～15mg/kg；来自质地细腻的页岩特别是碳质灰岩的土壤硒含量更可高达 675mg/kg，研究认为这与成土过程中生物的富集作用和粘粒对硒的吸附有关。

土壤硒有多种氧化态，可按化合物分类或在水溶液中的溶解度分类。硒作为人与动植物体的有益元素，首先主要由植物吸收，土壤需要为植物提供一定量的有效硒，这是土壤硒的重要转化过程。实际研究中，又将土壤硒的存在形态分为四种形式：元素硒、硒酸态硒、亚硒酸态硒、有机态硒。

（四）水中硒

由于硒只有极少部分被带到海洋中，且由于沉淀作用，海底沉淀物中相对富含硒。海水中硒含量极少，大致为 0.1～6.0μg/L。研究发现，天然水中的硒含量都极低微，河水中硒含量一般在 0.5～10.0μg/L 之间。

14　土壤硒是如何转化至植物体的？

在大自然中，硒通过土壤→植物→动物与人体（或动物→人体的生态链，最后回归大自然，这是一个循环。

生物体需要硒，但是生物体自身不能制造硒，必须从外界环境中摄取。研究证实，生物体获取硒的主要途径是首先由植物从土壤中吸收和转化成为植物硒（植物从大气与水中吸收硒是次要的），人和动物则主要从植物体摄入硒（当然，人和食肉动物也从其他动物体摄入硒）。硒为对人与动植物有益的元素，为了保证植物吸收，土壤就需要提供一定量的有效硒。

大自然中，土壤硒的形态有硒酸态硒、亚硒酸态硒、元素硒与有机态硒共四种，前三种均为无机硒。

硒酸态硒约占土壤硒总量的 10%，，主要存在于干旱与半干旱地区的碱性土壤中，溶解度较好，植物有效性较高。

亚硒酸态硒约占土壤硒总量的 40%，存在于通气良好的中性和微酸性土壤中，是无机态硒的主要存在形式，有一定溶解度，但植物有效性不及硒酸态硒。

元素硒约占土壤硒总量的 25%，一般认为是土壤微生物还原硒酸盐和亚硒酸盐的产物，溶解度很低，和大多数硒化物一样，植物有效性不大。

有机态硒约占土壤硒总量的 10%，土壤中有机态硒包括硒代氨基酸形式（硒代蛋氨酸和硒代半胱氨酸）及相应的蛋白质。所有生物体对有机硒的吸收率都高于无机硒，所以土壤有机硒的植物有效性很高。

土壤中硒的转化过程包括生物过程和化学过程，生物过程的核心是氧化还原反应，化学过程包括硒的溶解、沉淀、吸附、解析、淋失、挥发等过程。影响土壤硒转化（即植物有效性）的主要因素有土壤酸碱度（PH 值）、有机质、胶体、硝酸盐、水分等。

显然，土壤中硒的转化过程以适宜为佳，土壤只需要为植物提供一定量的有效硒即可，土壤硒的有效性不大或过大，都会导致植物体因硒缺乏或硒过量出现营养失调，继而导致动物和人体出现硒缺乏或硒过量的相关疾病。

15 自然界植物含硒量有区别吗?

研究显示,土壤与植物之间的硒含量呈明显正相关。由于自然界硒分布不均匀,各地区土壤硒水平的高低影响着该地区植物和作物的硒含量。同一种植物生长在不同硒含量的土壤中,含硒量可差几倍或几十倍甚至数百倍。例如,青海省海西冷湖地区土壤硒含量高达 0.653mg/kg,该地区牧草中硒含量高达 0.295mg/kg,而同省的玉树结古地区土壤硒仅 0.025mg/kg,当地牧草中硒含量只有 0.01mg/kg,二者牧草硒含量相差近 30 倍。再如,一般硒正常区稻谷中硒含量为 0.035mg/kg,硒缺乏区则为 0.007mg/kg,二者相差达 5 倍,而高硒中毒地区的稻谷中硒含量竟高达 4.0mg/kg,与硒正常区相差 100 倍还多,与硒缺乏区相差接近 600 倍。

另外,相同土壤硒含量的地区,不同植物含硒量也有很大差别,这是由植物类别不同,其蓄积硒的能力和程度不同所导致的。为此,科学界根据植物对土壤中硒的吸收能力和富集硒的程度,将植物分为三类:第一类是硒可能为其生长所需要,能高水平地积蓄硒,每千克含硒量高达数百乃至数千微克,为"一级硒指示植物";第二类其生长似乎并不需要硒,但当其生长在富硒土壤中时可积蓄较高含量的硒,每千克含硒量可达数十微克,为"二级硒指示植物";第三类包括牧草和谷物,每千克含硒量通常不超过 50μg。

还有学者根据植物聚集硒的能力不同而将植物分为硒积聚植物、硒非积聚植物、富硫并高硒植物三类。硒积聚植物总是生长在富硒的土壤上,常被称为"硒指示植物",又被分为两种:原生硒积聚植物如黄芪属植物,每千克含硒量常超过 1000μg;

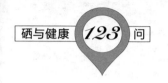

次生硒积聚植物如紫菀属植物，每千克含硒量一般很少超过几百微克。许多杂草和大部分农作物类植物是硒非积聚植物，每千克含硒量一般不超过 30μg。植物体内硫含量与硒含量都较高的植物为富硫并高硒植物。

土壤中含硒量过高或被硒所污染的土壤含硒量可高达每千克数十毫克，这些地区生长着一些自己独特的植物，这些植物从土壤中吸收硒的能力很强，所以含硒量很高，每千克可达数千微克甚至数十毫克（几乎接近所生长处土壤硒的含量）。还有些植物仅仅生长在含硒的土壤中，植物越老含硒越多，而且在植物中硒可替代蛋白质中的硫。动物进食过多含硒量很高的植物，就会发生地方病（如动物脚蹄软化、脱毛等），严重者可导致死亡。

16 我国不同地区土壤硒含量的分布状况如何？

科学界认为，世界土壤硒的含量多为 0.1～2.0mg/kg，典型含量为 0.5mg/kg，平均含量为 0.33mg/kg；国际公布的正常临界值为 0.1mg/kg，低于此值属缺硒地区。

我国科学工作者对国内 1094 个县市（约占全国县市的 1/2）的土壤样品进行了硒含量测定，测定结果显示：达到国际公布的正常临界值 0.1mg/kg 的县市只有 1/3，而 2/3 的县市未达到国际公布的正常临界值，属缺硒地区，其中 29% 的县市土壤硒含量 ≤0.02mg/kg，属于严重缺硒地区。研究提示，我国从东北向西南延伸的中间带为低硒带，土壤硒含量约为 0.13mg/kg；中间带的西北和东南两侧为相对高硒带，含量为 0.19～0.23mg/kg，但仍不及世界平均含量。我国主要表层土壤的自然硒含量为 0.05～0.99mg/kg，平均为 0.25～0.29mg/kg，大部分土壤含硒量为 0.2～0.3mg/kg，未达到世界土壤硒含量的平均值 0.33mg/kg，但是也有个别土壤含硒量在 9.0mg/kg 以上的地区，只是很少。

土壤硒含量主要因母岩含硒量而异，母岩含硒量高的地区土壤硒含量也高。含硒量高且可被植物所利用的土壤（即植物有效性高的土壤）为富硒土壤，土壤中硒含量＞0.4mg/kg 的地区为富硒地区，这是大自然给予人类的馈赠，是宝贵的稀缺性自然资源。生活在富硒地区的居民可以从饮食中摄入足量的硒，很好地满足机体硒的新陈代谢需要，无须额外补硒，多数人健康长寿，较少罹患疾病。我国科学工作者经过调查研究认定，我国的富硒地区主要有湖北恩施（世界硒都）与宣恩、陕西安康（中国硒谷）与紫阳、江西丰城（中国生态硒谷）与宜春、浙江龙游、贵州开阳、湖南桃源与新田、福建诏安、青海海西冷湖与平安、江苏宜兴与如皋、广西永福与巴马、安徽石台。此外，在海南、广东、四川等局部地区也存在一些零星的富硒土壤区。这些地区由于成土母质的影响，受含硒地层控制，且由于生物的富集作用和粘土矿物的吸附固定，形成高硒区。湖北恩施地区土壤硒均值为 0.76mg/kg（为全国均值的 2.6 倍），该地含硒碳质页岩出露面积达 850 平方公里，富硒生物资源种类极多且含硒量很高，是"世界生物硒库"，2011 年 9 月，第 14 届国际人与动物微量元素大会在此隆重召开，世界各地 60 个国家的专家参加会议，期间由第 14 届国际人与动物微量元素学术委员会授予我国湖北恩施"世界硒都"的称号。

我国东北地区的松辽平原是一处沉积区，硒含量较高，为硒适宜地区；而其东西部山区为剥蚀区，形成了硒缺乏区，成为克

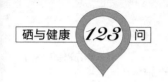

山病与大骨节病的流行区。我国长江以南地区虽然土壤硒含量一般都高于 0.4mg/kg，高于全国平均水平，但由于铁、铝氧化物的强烈吸附作用，植物有效性较差。按中国科学院地理所的分组法，土壤硒含量低于 0.175mg/kg 为低硒土壤，包括我国四川、湖北西部、云贵高原及青藏高原的高山草甸草原土，而低于 0.125mg/kg 的低硒土壤存在于我国北方干旱、半干旱地区。

17 我国不同地区主要作物含硒量的情况 如何？

地球上的硒虽然分布广泛但不均匀，不同地区之间差异很大。就最主要的土壤硒来说，由于各地区分布不一，导致了各地作物含硒量不同。即使同一种作物，生长在不同硒含量的土壤中，其含硒量也不一样。由于各地区植物硒含量不同，从而体现在各地动物与人体的硒水平亦不同，进而影响到各地人群的疾病发生状况和健康水平。

中国农科院对我国 25 个省区的主要作物硒含量进行了调查与测定，结合我国实际情况，依据平均硒值将全国分为以下四个等级。

第一个等级：硒含量在 20μg/kg 以下，为严重缺硒区，生活在这些地区的居民极易因缺硒而引起一系列疾病与地方病，动物也不例外。我国有 29% 的地区属于这一等级。

第二个等级：硒含量在 20～50μg/kg 之间，为缺硒区，一般不能满足人体的正常硒需要量，需要补硒，否则可导致缺硒的相关疾病。我国有 43% 的地区属于这一等级。

这两个等级加在一起，就是72%的地区缺硒或严重缺硒，涉及人口七亿多，其中四亿人口严重缺硒。所以，我国成为世界上四十多个缺硒国家和地区之一，由于涉及人口众多，所以也成为世界上缺硒或严重缺硒的大国。

第三个等级：硒含量在50μg/kg以上，但在100μg/kg以下，属变动区，若膳食条件配合不当，往往达不到硒的正常需要量，需要经常配合补硒。

第四个等级：含硒量在100μg/kg以上，属正常区，一般情况下能满足人体硒的需要。诸如湖北恩施与宣恩、湖南桃源与新田、陕西紫阳与安康、江西宜春、安徽石台、广西永福与巴马、江苏如皋等地区为富硒土壤区，作物硒含量均值远超100μg/kg，人群健康水平普遍很高。遗憾的是，我国富硒地区很少。

18 硒在生物体中有什么生物学作用？

自1817年发现硒元素后的一百多年时间里，人们一直认为硒是一种有毒有害的元素。直到1957年德国学者Schwarz等经过近6年的研究终于发现硒是一种防止营养性肝坏死的保护因子，并证明了硒具有动物营养作用；以后又发现牲畜的白肌病由缺硒引起，由此把硒列为动物的必需微量元素。这一发现成为近代生物学微量元素研究的重大突破性成果。当1961年人们发现了硒的微量测试方法后，研究人员开始追踪硒在人体中的代谢和生理活动。

1973年美国学者Rotruck等发现硒是机体谷胱甘肽过氧化物酶的活性成分，从而揭示了硒的生物化学功能。该酶能将机体代谢活动中产生的对机体有损害作用的过氧化物还原成无害的氧

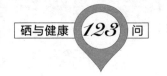

化物。这也是人类发现的第一个硒酶。

此后的 20 多年，对硒在生物体中的生物学作用研究不断深入，并发现了人体中只有1/3的硒存在于谷胱甘肽过氧化物酶中，其他硒则以另外 3 种硒酶和 20 余种含硒酶以及硒蛋白的形式存在于机体内并发挥不同的生物学作用。

自然界中，生物体包含人体、动物体、植物体、微生物体。研究显示，硒在不同的生物体中生物学作用和功能不同。

19　硒在微生物体中有什么作用？

虽然硒与硫的化学性质相近，但是研究证实，硒的无机化合物能替代硫的生理作用，而硫不能替代硒的作用。谷胱甘肽是引导无机硒进入有机硒的媒介。硒是微生物中细菌的必需微量元素。

硒作为一种微量化学元素，对于生物体而言，尽管是必需的，但若摄入过量，则可成为有毒元素甚或剧毒元素，且需要量与中毒量之间的安全幅度相对很小。微生物具有代谢硒化物的能力，硒在微生物体内发生的生物化学转化作用可改变元素硒的毒性与利用价值。硒在微生物体中的作用主要有以下三个方面。

（一）硒是构成一些蛋白质和酶的组分

研究显示，硒在微生物体中以硒代蛋氨酸的形式存在，微生物体内存在许多含硒酶，如硫解酶、谷氨酰胺合成酶、甲酸脱氢酶、甘氨酸还原酶等。微生物在代谢中能把亚硒酸钠还原为单质硒，有些细菌和真菌则能把亚硒酸盐和硒酸盐还原成有机硒化合物，其中的还原过程就是这些酶作用的生化过程。

（二）具有氧化与还原作用

有些细菌能把硒氧化为硒酸盐，使毒性增强；有些细菌能代谢硒化物生成元素硒，使毒性减弱。土壤中大部分细菌、放线菌、真菌都能还原硒酸盐与亚硒酸盐为元素硒。

（三）具有甲基化作用

微生物（主要是真菌）能把元素硒、无机硒或有机硒转化成二甲基硒化物，使毒性明显降低。研究认为，硒在微生物体中的代谢还原机制依物种而异。

20 硒在植物体中有什么作用？

植物对硒的吸收是一个主动过程，不同植物对硒的吸收与积聚能力不同，植物中的硒主要以有机硒化合物的形式存在。研究表明，植物根系吸收的无机硒90%以上转化为有机硒。硒在植物体中的主要作用有以下几个方面。

（1）硒是高等植物生长的必需微量元素，但不是硒非积聚性植物生长的必需微量元素。实验表明，在适宜的浓度下，硒可促进植物的生长，但硒浓度过高会引起植物硒中毒。

（2）硒参与植物中一些低分子量氨基酸和酶的合成。适量的硒进入植物体内后，过氧化物酶的活性则升高，增强了植株的抗氧化能力，对植物的生长、发育和成熟具有重要作用。硒对高等植物具有抗氧化作用，而高等植物具有同化硒的作用。通过同化作用在植物体内合成硒蛋白、含硒蛋白、含硒酶及含硒氨基酸的衍生物。这一同化途径大致为：硒主要在叶片中经一系列光合作用逐步还原，并在半胱氨酸合成酶的作用下，生成硒代半胱氨酸，再由硒代半胱氨酸通过各种途径，在非积聚性植物（如谷物）中生成硒蛋氨酸与合成硒蛋白；而聚硒植物中的硒主要是非蛋白型的含硒氨基酸。

（3）硒在植物体内的存在形式很复杂，部分以含硒氨基酸衍生物的形式存在，硒参与植物中含硒氨基酸衍生物的形成。

（4）硒参与植物体内硒多糖的合成，硒多糖对细胞具有保护作用。

（5）适量的硒促进植物的光合作用。

（6）硒是谷胱甘肽过氧化物酶的组分，谷胱甘肽过氧化物酶有清除自由基、保护生物膜不受损伤的功能。

（7）实验证实，硒有拮抗铅、镉等有毒元素的功能，其机制可能是无机硒以某种方式与有毒元素铅、镉等相结合，从而降低有毒元素对植物的危害。研究还证实，硒对氮、钾有协同作用，对磷则有拮抗作用；硒还对光合作用的强度有抑制作用。

（8）随生育期进程，硒在植物体内可以转移和再分配，由生长前期主要集中在叶片中逐渐向茎秆、叶鞘中转移，最后在籽粒内富集。

所以，硒对植物的产量和质量都有影响。

21 硒在人与动物体中有什么生物学作用？

硒是人体和动物体的必需微量元素，是维持机体正常生命活动的必需物质。研究发现，人体中硒的主要生物学作用是与含硒的谷胱甘肽过氧化物酶、磷脂氢过氧化物酶等一系列抗氧化酶、甲状腺素脱碘酶、硒蛋白－P等功能有关。

研究认为，硒在人体（包括动物体）中的主要生物学作用和特性有以下几个方面。

（1）参与硒蛋白和含硒蛋白的合成。

（2）参与一些重要酶类的合成，具有清除自由基、保护细胞膜的结构与功能等一系列抗氧化作用。

（3）参与酶的催化反应，促进细胞修复。

（4）刺激免疫球蛋白的产生，调整与增强机体细胞免疫和体液免疫功能，双相提高机体免疫力。

（5）拮抗体内有毒有害物质，抑制癌基因。

（6）降低血清黏稠度，防止血栓形成。

（7）影响甲状腺激素代谢。

（8）影响人类和动物的生殖功能。

（9）参与多种维生素的吸收和消耗。

（10）参与机体内除硒蛋白、含硒蛋白及许多重要酶类的合成外，还参与机体内其他一些重要物质的合成。

（11）在机体内发挥某些特殊的生理作用，如拟胰岛素样作用、防止血小板聚集作用、参与三羧酸循环、影响视力传导等。

22 人和动物体内的硒是如何进入蛋白质并参与硒蛋白和含硒蛋白合成的？

我们知道，人体内的蛋白质是由 20 种氨基酸组成的，所有

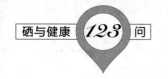
64 个核苷酸编码已被解译为 20 个已知的氨基酸编码和转录的终止码。但是，近 30 年营养学的重大成果是：发现了硒代半胱氨酸是人体内第 21 个天然存在的氨基酸，这是科学界研究微量元素硒中的一个重要里程碑。研究认为，硒代半胱氨酸可能是通过含硒的转移核糖核酸（tRNA）进入蛋白质（称为含硒蛋白质）。含硒蛋白质按代谢途径分为硒蛋白和含硒蛋白。硒蛋白是指在基因密码子编码下，硒以硒代半胱氨酸的形式特异地进入蛋白质的蛋白（如谷胱甘肽过氧化物酶、Ⅰ型甲状腺原氨酸 5' 脱碘酶、硒蛋白 – P 等）；同样，硒以硒代半胱氨酸的形式特异地进入蛋白质的酶称为硒酶，否则为含硒酶。

生物体中，含硒蛋白质以四种形式存在。其中含硒代半胱氨酸的蛋白质是人与其他哺乳动物体内最主要的含硒蛋白质，约占体内含硒蛋白质的 80%；而硒代蛋氨酸主要存在于微生物和植物中，哺乳动物体内相对较少；键合酶蛋白则是硒非特异地结合在蛋白质中；植物中还存在多种含硒的氨基酸衍生物。

生物学界按含硒蛋白质的生物化学功能将其分为以下四类。

（一）氧化还原蛋白

硒以硒代半胱氨酸的形式存在，它们利用硒氨基（– SeH）的氧化还原性质在哺乳动物体内发挥重要的氧化还原作用，如谷胱甘肽过氧化物酶等。

（二）运硒蛋白

硒被肠道吸收后，如何运送到各个组织是近年来研究的重要课题之一。血浆运载学说认为硒在肠道吸收后，首先由血浆运载，在血浆中与血浆蛋白质结合，主要与血浆中的 α、β 球蛋白中的巯基结合，以此进行运载和输送，并刺激免疫球蛋白，促进 B 淋巴细胞产生抗体，提高吞噬细胞功能，增强机体抗感染能力，同时提高细胞免疫功能。近年来，有的学者提出硒蛋白－P（血浆硒蛋白）具有运硒的功能。

（三）结构蛋白

在动物的精子中发现此含硒蛋白，具有结构功能。

（四）甲基受体蛋白

硒以硒代蛋氨酸的形式存在，主要存在于微生物体中。

23 硒在人和动物体中参与哪些重要酶类的合成？

已知人和动物体中硒蛋白与含硒蛋白质的种类有 19～23 种，而发现的硒酶与含硒酶也有 20 余种（其中硒酶有 4 种）。

目前研究得比较清楚的硒蛋白有血浆硒蛋白、肌肉硒蛋白、精子硒蛋白、其他组织硒蛋白等共八种硒蛋白；硒酶与含硒酶有谷胱甘肽过氧化物酶、磷脂过氧化氢谷胱甘肽氧化物酶（磷脂氢过氧化物酶）、甲酸脱氢酶、甘氨酸还原酶、烟酸羟化酶、硫氧还蛋白还原酶、硒代磷酸合成酶、碘甲腺原氨酸脱碘酶、含硒氢化酶等。

其中谷胱甘肽过氧化物酶称为经典的谷胱甘肽过氧化物酶，是最先在哺乳动物中发现的硒酶，也是人类历史上发现的第一个

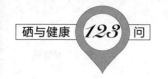
硒酶,它为硒的生物化学研究以及认识到硒是人和动物生命中的必需微量元素地位奠定了基础。

谷胱甘肽过氧化物酶家族包括经典的谷胱甘肽过氧化物酶、胃肠道谷胱甘肽过氧化物酶、血浆谷胱甘肽过氧化物酶、磷脂氢过氧化物酶。

碘甲腺原氨酸脱碘酶家族包括Ⅰ型碘甲腺原氨酸脱碘酶、Ⅱ型碘甲腺原氨酸脱碘酶、Ⅲ型碘甲腺原氨酸脱碘酶。

在谷胱甘肽过氧化物酶家族中,硒以硒代半胱氨酸形式存在;在血红蛋白和血浆白蛋白中,硒以硒蛋氨酸形式存在。

硒还参与辅酶 A、辅酶 Q、辅酶 Q_{10} 的合成,而且是与电子转移有关的细胞色素的组分。

硒还促进机体内蛋白质的生物合成,特别是促进胰腺酶的合成。

这一系列硒酶与含硒酶在机体代谢和机体内电子传递中起着重要作用。

24 硒在人和动物机体内主要发挥什么作用?

硒的唯一特异功能是作为机体谷胱甘肽过氧化物酶(GSH－Px)的一个组分。谷胱甘肽过氧化物酶也称为经典的谷胱甘肽过氧化物酶,是人类在哺乳动物机体中首次发现的硒酶,硒(硒代半胱氨酸)是谷胱甘肽过氧化物酶的活性中心元素。谷胱甘肽过氧化物酶的生理功能是协助清除自由基,它能催化机体内有毒的过氧化物还原为无害的羟基化合物,从而防止和保护生物细胞膜免受脂质过氧化物及各种自由基的损伤。所以,硒在人和动物体内主要发挥抗氧化作用。

众所周知，机体中时刻存在着各种自由基，除了从外界环境直接进入体内的自由基外，更多的自由基则是机体在进行新陈代谢过程中自身由于必须进行的氧化反应与过氧化反应所产生的。过多的自由基可通过多种方式引起机体组织细胞生物膜结构和功能受损，从而引起机体广泛的组织损伤，导致各种疾病发生。机体在进化过程中，同时建立和完善了一系列抗氧化防御体系，以保障机体的健康、成长、繁育和生存。

硒的抗氧化性能表现在参与阻断自由基的反应，主要针对活性氧自由基（ROS）及其衍生物，如超氧阴离子自由基、羟自由基、氢过氧自由基、有机过氧自由基、脂酰游离基等。

研究认为，硒化合物主要在机体内作为自由基的清除剂发挥抗氧化作用；但是机体内还存在非自由基含氧物，如过氧化氢、有机氢过氧化物等，它们可在自由基反应中产生，并在一定条件下又可直接或间接地引发自由基反应，此时硒化合物反而作为产生自由基的催化剂发生作用。这是近年来学术界提出的一个新观点，认为硒在机体内可表现出双重生物学效应。研究发现，硒在较低浓度下表现出对活性氧自由基的清除作用与抗氧化作用，在较高浓度时则表现出对活性氧自由基的催化作用（这也是过量硒摄入导致硒中毒反应的机制之一）。

硒化合物在机体中的抗氧化作用大致包括五个方面。

（1）清除脂质过氧化自由基的中间产物。

（2）分解脂质过氧化物。

（3）修复水化自由基引起的硫化合物的分子损伤。

（4）在水化自由基破坏生命物质之前将其清除或转变为稳定化合物。

（5）催化巯基化合物作为保护剂的反应。其中，作为自由基

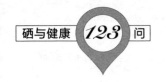

清除剂，在水化自由基破坏生命物质之前，将其清除或转变为无毒的稳定化合物，是硒抗氧化作用的一个重要方面。

在机体的抗氧化体系中，硒的抗氧化作用分为酶类和非酶类两类。以硒（硒代半胱氨酸）为活性中心的谷胱甘肽过氧化物酶家族属于酶类抗氧化剂，在机体抗氧化作用中扮演重要角色。此外，机体内大量存在的非酶硒化合物也可发挥一定的抗氧化作用。

25　氧是人和动物体中含量最高的化学元素吗？

人和动物机体内每时每刻都在进行着氧化还原反应，否则机体就不能生存，也就没有生命。

这是为什么呢？要想明白这一问题，首先要了解一种生物体内普遍存在的宏量化学元素——氧。

我们每个人每时每刻都在和化学元素氧与氧气打交道，而氧在地球上是如何分布的呢？科学家告诉我们，地球是由地壳、地幔与地核三部分组成的。氧虽然在地球上的总重量约占 30%，仅次于约占 32% 的铁，但是铁主要分布在地核中（占到地核质量的88.8%），而氧在地核中含量很少。地壳是地球的表层，地球上的生物都生存在地球的表层，氧主要分布在地壳中，约占地壳总重量的 48.6%，而铁在地壳中的含量仅占 4.75%。氧在自然界主要以化合物的形式如水和硅酸盐、氧化物等矿物的形式存在，其中岩石矿物中的氧占 89.5%（说明氧是最主要的造岩元素），水中氧占 10%，而只有极少量游离氧存在于大气圈中，所以大气氧仅占氧元素总量的 0.01%。在大气中，氧约占空气总体积的 20.95%（氮占 78.09%、氩占 0.93%、二氧化碳占 0.03%），约占空气总重量的 23.19%。所以，氧是自然界已知的 92 种天然化学元素中在地壳中数量最多、分布最广的元素。

毫无疑问，氧还存在于人体、动植物体等各种生物体中，我们称之为生物体氧。研究证实，水在人及各种动植物的生物体中占总重量（即含水量）的 60%～90%，而水中的氧占水总重量的 90%，更何况生物体中不含水的部分也多含有氧。例如，一个体重 70kg 的成年人，至少含有 40kg 的水，其中氧元素的重量在 36kg 以上。所以氧不仅是自然界数量最多、分布最广的化学元素，也是人和动物以及各种生物体中含量最高的必需宏量化学元素。

26 人和动植物机体内为什么要进行氧化还原反应？

首先肯定，氧化还原反应是生命体中最重要的生物学作用。

研究认为，氧通过呼吸作用与光合作用，一方面消耗，另一方面产生，使大气中（及水中）的氧不断循环并保持平衡，始终维持在一定的含量水平。

呼吸作用是人与动物用氧来分解复杂有机物（碳水化合物、脂肪、蛋白质等能量物质）的过程，通过一系列氧化还原反应，释放出能量供机体进行各种生物活动。同时，呼吸过程中消耗了氧，并产生了自由氧、二氧化碳和水。自然界生物物种不同，各

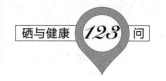

种不同生物体的呼吸作用亦不相同，主要有好氧呼吸与厌氧呼吸，对应的是有氧氧化与无氧氧化（厌氧分解）。

光合作用是植物通过太阳能与叶绿素的作用将二氧化碳和水变成有机分子与氧气，同时，大气中的水气与高能射线相互作用，通过光分解及光合作用，产生氢气和氧气。光合作用把简单的无机物合成为复杂的有机物，并储藏能量。

此外，氧还参与生物体对营养物质的消化、吸收以及一系列新陈代谢活动。

27　人和动物机体内的氧化还原反应对机体自身有什么负面作用？

我们大家都知道，人类和动物体的生命活动离不开氧，没有氧就没有生命。

但是，世界上任何事物都有两面性。生物氧化还原反应一方面为生命体提供了能量，使生命体能够生存、生活和不断繁衍，另一方面，在进行氧化还原反应的过程中，会同时产生大量副产物，这些副产物包括二氧化碳和活性氧自由基（亦称氧自由基）。其中二氧化碳通过肺部呼出进入大气中，参与植物光合作用的再循环；而氧自由基则聚集在机体内，须由机体通过发挥自身的抗氧化防御功能逐渐清除。显然，机体内氧化还原反应越强，氧自由基产生就越多，而环境恶化以及不健康的生活方式（如吸烟、酗酒等）也会促进机体内氧自由基的增加，如果机体自身抗氧化防御功能不强，导致机体清除氧自由基的能力减弱，氧自由基便会在机体组织细胞中长时间大量蓄积。

由于氧自由基属于机体新陈代谢过程中产生的副产物，虽然在生理情况下，有一定增强机体白细胞对细菌的吞噬和抑制细菌增殖的作用，但是大量蓄积的氧自由基会游离于机体组织细胞中，直接或间接地发挥强氧化剂的作用，对机体内的生物大分子和正常细胞不断进行攻击，通过多种方式引起机体广泛的不可逆的组织细胞损伤，使组织细胞发生破坏性的化学结构改变，直接导致许多疾病的发生。如与细胞膜上的酶、蛋白质或受体结合使之失去活性，从而影响细胞膜的结构和转运功能，并可导致抗原性改变，引发各种自身免疫性疾病。它还可使生物膜结构中的不饱和脂肪酸发生过氧化反应，产生大量的过氧化物——丙二醛（MDA），损坏磷脂结构，使生物膜功能受损，引起许多组织细胞损伤，甚至促使某些基因发生突变，导致恶性肿瘤的发生等等。总之，氧自由基能造成机体自身一系列的过氧化损害，从而可以引起许多脏器的严重疾病。

28 活性氧自由基会引起机体哪些疾病？

大家已经清楚地了解到，人体在进行新陈代谢的过程中，通过氧化还原反应会产生大量的副产物——活性氧自由基，由于活性氧自由基能造成机体组织细胞与生物大分子一系列的过氧化损害，从而可以引起许多脏器的严重疾病。那么，活性氧自由基究竟主要可以引起人体哪些疾病呢？

有研究表明，曾经严意危害我国部分城乡居民生命与健康的地方病——克山病是一种由于氧自由基代谢紊乱引起的以生物膜损伤为主要特征的地方性心肌病，而另一种地方病——大骨节病则与氧自由基和大骨节病病区腐殖酸对Ⅱ型胶原蛋白造成损伤有关。

氧自由基可使人眼睛的晶状体浑浊，使血管内物质沉积在视网膜上，引起白内障、飞蚊症、青光眼、老花眼及眼底视网膜病变。氧自由基还可使机体的免疫细胞释放过敏物质，引发过敏性鼻炎、支气管炎及哮喘、多种过敏性皮肤病变。氧自由基能使血管通透性改变，使血液中液体渗出，引发痛风、静脉曲张病变，并可导致细胞膜破裂，使细胞液渗到组织间隙内，引发风湿性关节炎或类风湿关节炎。

氧自由基可破坏胰岛细胞，使胰岛素分泌功能减弱，引发糖尿病。氧自由基可引起机体内脂质过氧化，尤其是最容易引起机体内的常被人们称为"坏胆固醇"的低密度脂蛋白的氧化，使其形成泡沫细胞，这些泡沫细胞会附在血管壁上，导致动脉粥样硬化，引发脑动脉硬化或冠状动脉粥样硬化性心脏病（冠心病），加之细胞膜被氧自由基氧化引起血小板凝集，进一步在血管内形成血栓，随时可引发脑梗死或心肌梗死。大量研究表明，氧自由基诱导的细胞损伤还是老年痴呆症（阿尔茨海默病）的主要发病机制之一。

氧自由基可破坏胃肠道黏膜，释放组织胺类物质，引发胃炎、胃溃疡、结肠炎等胃肠道疾病。氧自由基还可破坏泌尿生殖系统组织，引发前列腺炎、宫颈炎及肾病综合征等病变。

氧自由基不断攻击细胞的 DNA、RNA，导致基因发生突变，由此可引发各种恶性肿瘤（癌症）。

氧自由基能造成机体细胞免疫功能与体液免疫功能紊乱，从而引发多种自身免疫性疾病，如甲状腺自身免疫性疾病（包括甲状腺功能亢进、桥本甲状腺炎、甲状腺功能减退)、间质性肺炎、自身免疫性肝病、自身免疫性胃炎、炎症性肠病、Ⅰ型糖尿病、红斑狼疮、血小板减少性紫癜、多种皮肤病(牛皮癣、白癜风等)、卵巢早衰、某些不育不孕症及流产或早产等等。

衰老虽然不是一种病,但是衰老是人生命的一个过程。科学研究认为,氧自由基对机体组织细胞的 DNA 或组织器官造成伤害,导致人体器官过度氧化,从而引起衰老、凋亡。

生物化学家将人体内的自由基分为氧自由基与非氧自由基,而氧自由基占机体内自由基的 95%。氧自由基与非氧自由基均可对机体细胞造成损伤,其中氧自由基发挥了主导作用。

氧自由基可以引起人体近百种以上疾病,所以人们常说氧自由基是"万病之源"。

29 硒与活性氧疾病有什么关系?

我们已经知道,机体的生物氧化过程中产生的活性氧自由基能对机体本身的细胞、组织、脏器产生过氧化损害。那么,机体如何抵御这种损害呢?

有矛就有盾,有损伤就有防护,这是自然界普遍存在的客观规律。地球上的生物在进化过程中,为了生存和繁衍后代,建立了独自的防护体系,包括抵御自身过氧化损害和抵御外界侵入损害两大体系,这两种防御体系互相交叉、互相协同。

微量元素硒则在机体的防御体系中扮演了极其重要的角色。

我们在"硒在人与动物体中有什么生物学作用?"与"人和动物体内的硒是如何进入蛋白质并参与硒蛋白和含硒蛋白合成

的？"中谈到：硒参与机体内硒蛋白和含硒蛋白的合成，而硒蛋白参与机体内以谷胱甘肽过氧化物酶为主的一系列抗过氧化物酶的合成，这些酶具有清除活性氧自由基的作用，硒蛋白还具有双向免疫调节作用与清除机体内有害金属的作用等等。

其中，谷胱甘肽过氧化物酶等一系列抗过氧化物酶的清除活性氧自由基的作用与保护机体细胞膜作用和硒蛋白的免疫调节作用是防治机体活性氧疾病的最重要机制。

迄今为止，国内外学者用硒制剂治疗一些与活性氧有关的疾病取得了一定的预防和治疗效果。

最显著的成果：1969 年，中国医学科学院与原西安医科大学研究人员在杨光圻教授的带领下，在世界上首次将硒作为群体性预防药物大规模用于地方病——克山病的病区人群，取得了防治克山病的重大成果，为此获得了国际生物无机化学家协会颁发的1984 年度 Schwarz 奖。

另一重大成果是：1994 年，中国医学科学院学者于树玉等人在我国肝癌高发地区江苏启东县历经 8 年的流行病学调查中发现，肝癌高发区居民的血液中硒含量均低于肝癌低发区，肝癌的发生率和死亡率与硒水平呈负相关，并在该县 13 万余居民中进行补硒预防肝癌的试验，证实补硒可使乙型肝炎发病率下降，并使肝癌发病率与死亡率均下降。为此，于树玉教授及其研究团队获得了国际生物无机化学家协会颁发的 1996 年度 Schwarz 奖。

1996 年，美国亚利桑那大学癌症中心学者 Clark 报道，他们进行了为期13 年的补硒双盲干预试验，受试者有 1300 余名患者，其中 1/2 患者每天补硒 200μg，与不补硒者相比，癌症的发生率降低了 37%，死亡率降低了 50%，尤其补硒对前列腺癌、肺癌和直肠癌的防治最为明显，发生率分别降低了 63%、46%、58%。

此项开拓性的研究还被称为"硒防癌里程碑"的研究。

国外 Leonidas 等学者给桥本甲状腺炎患者服用硒酵母制剂，每日 200μg，3 个月后发现甲状腺抗过氧化物酶抗体（TPO‒Ab）下降 46%，疗效显著。中国医科大学关于甲状腺疾病的"863 计划"课题研究也取得了与国外学者使用硒制剂治疗甲状腺炎疗效相一致的结果。

综上所述，活性氧疾病与机体缺硒相关，补硒对这些疾病的预防和治疗均具有一定效果。

30 机体的抗氧化防御体系是如何构成的？

机体的抗氧化防御体系主要由硒化合物构成，分为酶类和非酶类两类。以硒为活性中心的谷胱甘肽过氧化物酶家族系列酶属酶类抗氧化剂，在机体抗氧化作用中扮演重要角色；同时，机体内大量存在的非酶硒化合物也发挥一定的抗氧化作用。此外，机体内还有各种非酶的自由基清除剂（这些抗氧化剂虽然并不含硒，但其中许多与含硒化合物的抗氧化剂有协同作用，有些则是在其生物合成中需硒元素参与）。

机体的抗氧化防御体系主要构成如下。

（一）抗氧化酶类

1. 硒酶与含硒酶

研究证实，微量元素硒是许多抗氧化酶的必需组成成分，我们称之为硒酶与含硒酶，主要有以下几种。

（1）谷胱甘肽过氧化物酶及家族系列酶，包括经典的谷胱甘肽过氧化物酶、胃肠道谷胱甘肽过氧化物酶、血浆谷胱甘肽过氧化物酶、磷脂氢过氧化物酶共 4 种同工酶。

（2）硫氧还蛋白还原酶。

（3）硒代磷酸合成酶。

（4）碘甲（状）腺原氨酸脱碘酶。

（5）甲酸脱氢酶。

（6）甘氨酸还原酶。

（7）含硒氢化酶等。

随着生物医学的不断研究，相信还会有更多的硒酶与含硒酶被人们发现。但就目前已经发现的硒酶与含硒酶中，生物学界与医学界的学者们一致公认：谷胱甘肽过氧化物酶家族系列酶最主要的硒酶与含硒酶，在机体的抗氧化机制中发挥着最重要的作用。

2. 其他非含硒酶

（二）非酶硒化合物

非酶硒化合物主要为硒蛋白（Se－P）。

（三）非酶自由基清除剂

（1）维生素 E。

（2）维生素 C。

（3）谷胱甘肽。

（4）辅酶 Q：辅酶 Q 对心脏的生理功能起重要作用，其生物合成需要硒，硒可能是一种类似细胞色素 C 的蛋白质的组成成分。

（5）胡萝卜素。

（6）其他。

由此可以看到，微量元素硒在机体的抗氧化防御体系中扮演了重要的角色。实际上，机体的抗氧化防御作用是多方位的，除了硒元素以外，还有许多其他生命必需元素也参与清除自由基、拮抗有害物质、保护组织细胞等抗氧化及抗过氧化作用，且机制各不相同。本书仅介绍必需微量元素硒的抗氧化防御作用相关知识。

31 机体内的谷胱甘肽过氧化物酶是如何组成与合成的？

微量元素硒为谷胱甘肽过氧化物酶（GSH－Px）的一个必需组分。研究证实，谷胱甘肽过氧化物酶中一个酶分子含有 4 个硒原子，活性中心是硒代半胱氨酸，所以硒是谷胱甘肽过氧化物酶的活性中心元素，而硒代半胱氨酸因此成为人类发现的第 21 个氨基酸（此前人类只认识到蛋白质由 20 个氨基酸组成）。

谷胱甘肽过氧化物酶家族由四种以上同工酶（包括经典的谷胱甘肽过氧化物酶、胃肠道谷胱甘肽过氧化物酶、血浆谷胱甘肽过氧化物酶、磷脂氢过氧化物酶）所组成，遍布于全身各组织器官及体液和免疫系统中。机体内的硒约有 1/3 存在于该酶及其酶家族中。

谷胱甘肽过氧化物酶可在细胞内和细胞外合成。在细胞内，红细胞谷胱甘肽过氧化物酶在骨髓中合成，其他细胞中的谷胱甘肽过氧化物酶在肝脏中合成；在细胞外，谷胱甘肽过氧化物酶在肾脏中合成，主要存在于血浆中。

谷胱甘肽过氧化物酶家族系列酶在机体内主要通过氧化还原作用发挥抗氧化作用，同时具有协助清除机体内自由基的生理功能。

32 谷胱甘肽过氧化物酶家族系列酶是如何发挥抗氧化作用的？

谷胱甘肽过氧化酶（GSH－Px）在机体内能特异性地催化还原型谷胱甘肽与过氧化物的氧化还原反应，同时防止大分子发生氧化应激反应，使还原型谷胱甘肽变成氧化型谷胱甘肽，使对机体有害的过氧化物还原成无毒的羟基化合物，使脂质氢过氧化物（如 H_2O_2）分解还原成无害的 H_2O；同时催化由不饱和脂肪酸所形成的有机过氧化物的还原反应，破坏体内所有的环氧化物（它们是化学致癌物在体内形成的更为强烈的致癌剂），使组织细胞免受损伤。所以含硒的谷胱甘肽过氧化物酶还是自由基的最主要的捕获剂。

研究发现，机体内存在着一系列清除自由基的酶系统，如超氧化物歧化酶（SOD），它能使自由基形成过氧化氢，然后在过氧化氢酶或谷胱甘肽过氧化物酶的催化下还原成水分子。

硒的生物抗氧化剂分为酶类和非酶类两类。谷胱甘肽过氧化物酶家族属于酶类抗氧化剂，它们不仅能催化还原型谷胱甘肽还原体内过氧化物（包括过氧化氢），还能还原磷脂氢过氧化物，催化体内有毒的过氧化物还原为无毒无害的羟基化合物，从而防止包括脂质过氧化物等自由基对细胞生物膜的损伤，保护细胞生物膜的完整性而不被氧化所降解。

我们知道，过氧化脂质（LPO）是机体自由基反应的主要产物，它能导致细胞生物膜损伤。研究认为，谷胱甘肽过氧化物酶和磷脂氢过氧化物酶是机体内阻断自由基反应、清除自由基反应产生的有毒产物过氧化脂质的重要物质。

此外，除了谷胱甘肽过氧化物酶家族，机体内还存在甲酸脱氢酶、甘氨酸还原酶、含硒氢化酶等抗氧化酶，在机体内同时发挥抗氧化作用且互相具有协同作用。

33　硒蛋白是如何组成与发挥抗氧化作用的？

在哺乳动物中，硒的代谢可能有几种途径，而其中最主要的途径是进入蛋白质，大约 80% 以上的硒以硒代半胱氨酸的形式存在于蛋白质中。含硒的蛋白质分为硒蛋白和含硒蛋白两类。硒蛋白是指在基因密码子 UGA 编码下，硒以硒代半胱氨酸的形式特异进入蛋白质的蛋白，同样以此形式进入蛋白质的酶称为硒酶。否则，均称为含硒蛋白或含硒酶。

硒蛋白约有 20 余种，除了谷胱甘肽过氧化物酶等几种硒酶为硒蛋白外，还有血浆硒蛋白（硒蛋白－P）、肌肉硒蛋白、精子硒蛋白以及其他组织硒蛋白。其中血浆硒蛋白主要通过调整机体免疫系统功能与拮抗有毒金属元素的功能发挥抗氧化作用和防御功能。

研究发现，1 个血浆硒蛋白分子含有 10 个硒原子，由肝脏合

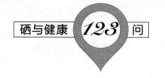

成，分布在血浆中。血浆硒蛋白的功能有以下两种。

一、调整机体免疫功能

血浆硒蛋白与谷胱甘肽过氧化物酶及硫氧还蛋白还原酶共同作用，通过对 T 淋巴细胞与 B 淋巴细胞的作用，双相调节机体免疫功能，同时防止由于 Ts 淋巴细胞（抑制性 T 淋巴细胞）功能失常导致机体免疫反应过强引起的自身免疫性疾病。

（一）对细胞免疫的影响

促进 T 淋巴细胞转化，增强吞噬细胞的功能，使 Tc 细胞（细胞毒性或杀伤性 T 淋巴细胞）和 NK 细胞（杀伤性细胞）的活性增强，促进淋巴细胞分泌淋巴因子，特别是提高 IL－2（白细胞介素Ⅱ）的分泌能力，使细胞免疫功能增强。Tc 细胞能直接攻击带异抗原的肿瘤细胞、病毒感染细胞和异体细胞，当其和靶细胞接触后，释放一种穿孔素，嵌入靶细胞膜内形成特殊管状结构，此时细胞外液便可通过此管进入靶细胞，导致细胞溶解，从而使其死亡。

（二）对体液免疫的影响

促进 B 淋巴细胞产生抗体，刺激免疫球蛋白形成及水平增高，增强体液免疫功能，增强机体抵抗外来细菌、病毒及各种微生物感染的能力，并增强机体对疫苗或其他抗原产生抗体的能力。

（三）双相调整细胞免疫与体液免疫功能

机体淋巴细胞分为 T 淋巴细胞和 B 淋巴细胞两类，T 淋巴细胞参与细胞免疫，B 淋巴细胞参与体液免疫。在 T 淋巴细胞群体中，除 Tc 细胞和 NK 细胞外，还有 Th 细胞、Ts 细胞、Tr 细胞等组成 T 淋巴细胞亚群，其中不同 T 细胞发挥不同作用，之间互相促进或协调，又互相制约。

Th 细胞（辅助性 T 细胞）在免疫系统调节中通过 T 淋巴细胞亚群起重要作用，是机体内重要的免疫调节细胞，能分泌多种细胞因子。依据表面受体、所产生细胞因子和功能不同又分为 Th1 细胞和 Th2 细胞。Th1 细胞参与机体细胞免疫，还参与迟发性超敏性炎症反应，故亦称为炎性 T 细胞。Th2 细胞可辅助 B 淋巴细胞分化为抗体分泌细胞，参与增强体液免疫功能。

Ts 细胞（抑制性 T 细胞）能抑制 Th 细胞活性，从而间接抑制 B 淋巴细胞的分化和 Tc 细胞的杀伤功能，对机体细胞免疫和体液免疫起重要的负向调节作用。如果其功能失常，则导致机体免疫反应过强，可引发相应的自身免疫性疾病。

二、拮抗有毒金属元素（天然解毒剂）

硒与金属元素有很强的亲和力，硒蛋白作为带负电荷的非金属离子在体内与带正电荷的有害金属离子相结合，形成"金属–硒蛋白复合物"，并将有害的金属离子排出体外，起到解毒和排毒双重作用。研究表明，硒能拮抗铅、镉、汞、砷等许多金属元素的毒性作用。同时发现，硒对致癌性很强的黄曲霉素 B1 有很强的清除功能。所以，硒还是一种"抗诱变剂"。

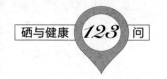

这里，会有一个疑问出现。许多人会问：带有负电荷的硒和金属元素（均带有正电荷）既然有很强的亲和力，硒可与它们形成"金属−硒蛋白复合物"排出体外，那么机体内带正电荷的生命必需元素会不会也被硒拮抗或清除掉呢？比如，硒在体内是否会影响钙（带正电荷元素）的利用与代谢呢？这的确是一个十分有趣的问题，要清楚地认识和明白这个答案，必需了解生物体硒与其他元素的协同和拮抗作用。

研究揭示，生物体在进化过程中，不断完善自身环境，不同生物体都由各自的必需生命元素构成，所构成机体的必需元素有宏量元素也有微量元素，有正电荷化学元素也有负电荷化学元素，尽管含量各不相同，但却都处于自然的协调机制中和动态平衡中，这是地球生物的生存法则和定律，也是生物进化的结果。研究发现，硒作为生物体的一种元素以及人体的必需微量元素，与汞、镉、铅、铊、铂这些带正电荷的有害元素具有拮抗作用，硒蛋白在机体内与它们结合形成"金属−硒蛋白复合物"，被硒蛋白绑架后排出体外。砷为有害元素，具有金属性，硒与砷拮抗，互为解毒剂；在用果蔬进行的实验中发现，硒在有些果蔬中拮抗铜的吸收，但在有些果蔬中硒却对铜有协同作用；同样，在一些实验中发现硒与钙、铁的协同作用，在人体也未看到硒与钙、铁的拮抗作用；硒和锌在动物体中具有拮抗作用，动物实验中，过量锌对硒的抑制肿瘤作用具有阻滞作用，而在植物中却具有协同作用，硒与锌可减少蔬菜对铅与镉的吸收，对减少农作物的铅与镉污染有一定作用。同时，硒与锌在蔬菜实验中显示了对钙与镁的协同作用。

综上所述，硒蛋白具有解除人体内有害金属元素毒性的作用，被誉为"天然解毒剂"。在一项重要的研究应用中曾提到，"补钙不排铅，等于白花钱"。因为我们经常看到，一些中老年人为防止骨质疏松常年服用钙片（也含有维生素 D），但依然效果不佳。这是因为目前环境中铅污染较重，带有正电荷的铅离子充斥在机体内，肠道黏膜也如此，而带有正电荷的钙离子因同性（电荷）相斥原理，不能被肠道黏膜吸收。补硒后，硒促进了铅从人体排出，钙便能在肠道得到很好的吸收。钙元素虽带正电荷，却并不被硒蛋白排除，因为硒与铅存在拮抗作用，而硒与钙存在协同作用。

34 硒在机体内有哪些非抗氧化功能？

　　微量元素硒除了有抗氧化、调整机体的免疫功能、解毒外，还有一系列非抗氧化作用。这些非抗氧化功能对机体是十分重要的，也是人体不可或缺的，如果没有这些非抗氧化功能，机体的新陈代谢也不能很好地进行，机体的健康就得不到保障，并会导致许多相关疾病的发生。硒在机体内的这些非抗氧化功能主要有以下几项。

　　（1）影响多种内分泌激素的分泌。

　　（2）为脱碘酶的组成成分，影响甲状腺激素代谢。

　　（3）抗肿瘤作用。

　　（4）拟胰岛素样作用。

　　（5）抗纤维化作用。

　　（6）抗血小板聚集作用，降低血清黏稠度。

（7）参与三羧酸循环。

（8）影响视力传导。

（9）影响生殖功能。

（10）参与和调节维生素 A、C、E、K 的吸收与消耗。

（11）与维生素 E 起协同抗氧化作用。

（12）其他作用。

硒与疾病篇

35 什么是自身免疫性疾病?

自身免疫性疾病（AID）是一种由于机体自身免疫功能失调或紊乱所导致的一类疾病，几乎全身任何器官和组织都可以发生。由于淋巴细胞丧失了对自身组织（自身抗原）的耐受性而对自身组织出现免疫反应并导致组织损伤。

本病的发病有一定的遗传易感因素，由多个易感基因参与，病原体的侵入及药物、理化等因素可诱发，也可能与超抗原等因素有关，一般女性多于男性。

机体淋巴细胞分为 T 淋巴细胞和 B 淋巴细胞两类，T 淋巴细胞参与细胞免疫，B 淋巴细胞参与体液免疫。在 T 淋巴细胞亚群群体中，不同 T 细胞发挥不同作用，它们之间既互相促进或协调，又互相制约。同时，T 淋巴细胞与 B 淋巴细胞也存在互相协调与平衡的关系。

研究发现：当外来抗原入侵引起机体 B 淋巴细胞活化，易感者因免疫耐受性减弱，B 淋巴细胞通过交叉反应与模拟外来抗原的自身抗原相结合而形成免疫复合物，通过抗原递呈细胞递呈给 T 淋巴细胞，在一系列辅助刺激因子的作用下，激活了的 T 淋巴细胞产生大量的致炎症性细胞因子，造成组织的损伤或破坏，同时又激活 B 淋巴细胞分泌大量不同类型的自身抗体，再度造成组织的损伤。而由于本病患者的 $CD8^+T$ 细胞与 NK 细胞功能失调而不能产生抑制 $CD4^+$ T 细胞的作用，导致 $CD4^+T$ 细胞不断刺激，B 淋巴细胞持续活化产生自身抗体；T 淋巴细胞功能异常又致新抗原不断出现，使自身免疫反应持续存在，相应组织损伤越来越重。

　　Th 细胞（辅助性 T 淋巴细胞）在免疫系统调节中通过 T 细胞亚群起重要作用，是机体内重要的免疫调节细胞。Th1 细胞参与机体细胞免疫，还参与迟发性超敏性炎症反应，故亦称为炎性 T 细胞。Th2 细胞可辅助 B 淋巴细胞分化为抗体分泌细胞，参与调整和增强体液免疫作用。Ts 细胞（抑制性 T 淋巴细胞）能抑制 Th 细胞活性，从而间接抑制淋巴细胞的分化和 Tc 细胞（毒性 T 淋巴细胞）的杀伤功能，对机体细胞免疫和体液免疫起重要的负向调节作用。如果 Ts 细胞功能失常，则导致机体免疫反应过强，可引发相应的自身免疫性疾病。

　　所以说，自身免疫性疾病是一种由机体自身免疫功能失调所导致的疾病，几乎全身任何器官和组织都可累及。

36　硒与自身免疫性疾病有什么关系？

　　自身免疫性疾病分为器官特异性和非器官特异性两大类。器官特异性自身免疫病有自身免疫性甲状腺炎、1 型糖尿病、Addison 病、自身免疫性垂体炎、卵巢早衰、自身免疫性贫血（恶性贫血）、自身免疫性胃炎、炎症性肠病、自身免疫性肝炎、哮喘病、特发性血小板减少性紫癜、自身免疫性多内分泌腺体综合征等等。器官非特异性自身免疫病有结缔组织病、系统性红斑狼疮、类风湿性关节炎、重症肌无力、白癜风、银屑病等等。

　　过去临床上治疗自身免疫性疾病多用皮质激素或免疫抑制剂，不良反应多，易反复，自身免疫性疾病为一类既常见又无特效治疗方法且反复无常、病程缠绵的难治性疾病。

　　硒蛋白对细胞免疫与体液免疫具有双重调节作用。硒制剂治疗自身免疫性甲状腺炎的临床研究已经取得一定成果，相信通过临床上进一步研究，广泛应用微量元素硒治疗各种自身免疫性疾病也会取得更好的疗效。

37 什么是自身免疫性甲状腺疾病？

甲状腺是人体重要的内分泌器官，甲状腺所生成与分泌的甲状腺素是人体新陈代谢中极其重要的一种激素，没有甲状腺素新陈代谢就不能正常进行。内分泌紊乱、碘摄取量的多少、其他元素（主要是硒）的影响、营养状况、环境因素、遗传因素、感染及精神心理因素等等均可成为甲状腺疾病的发病因素，而体液免疫反应与细胞免疫反应的发生与平衡则是很重要的病因之一。

研究发现，在甲状腺素的生成、分泌和循环利用中主要有两种微量元素参与，一种是碘，它是甲状腺素的主要原料，另一种是硒，参与甲状腺素的调节作用。这两种必需微量元素缺一不可，而且都要适量。

在人体各组织器官中，含硒最高的依次为肝、肾、甲状腺，所以甲状腺是人体含硒最高的器官之一。硒以硒代半胱氨酸的形式存在于甲状腺腺体的滤泡上皮细胞活性中心，发挥其生物学作用。进一步研究发现，在甲状腺激素的生成、分泌与循环利用过程中，甲状腺腺体内主要有四类含硒蛋白质或硒蛋白存在并发挥生物学作用。

碘是机体合成甲状腺激素的必需微量元素，碘缺乏（低碘）与碘负荷过多（高碘）都会对甲状腺激素合成与分泌产生影响，导致甲状腺疾病的发生。

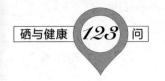

　　微量元素硒参与甲状腺激素的调节过程，在甲状腺激素的生成、分泌与循环利用过程中，通过谷胱甘肽过氧化物酶（GPX－Px），5－脱碘酶（ID）、硫氧还蛋白还原酶（TR）、硒蛋白－P（Se－P）发挥其重要的生物学作用，所以缺硒同样会导致相关的甲状腺疾病。

　　自身免疫性甲状腺疾病（AITD）是人体最常见的器官特异性自身免疫性疾病之一，由机体自身免疫功能失调所致，而硒蛋白对细胞免疫与体液免疫具有双重调节作用，因此，缺硒对自身免疫性甲状腺疾病的影响成为当前自身免疫性疾病研究领域中的热点课题。

38　碘和硒对自身免疫性甲状腺疾病的发生发展有什么影响？

　　近年来，碘过量的危害也已经引起人们的广泛关注，研究者在高碘的基础上建立了实验性自身免疫性甲状腺炎大鼠模型，进一步证实高碘对甲状腺组织有破坏作用，其结果显示既有甲状腺组织以淋巴细胞浸润为主要特征的病理学改变，又有甲状腺球蛋白抗体与甲状腺微粒体抗体水平的明显升高。

　　自身免疫性甲状腺疾病包括甲状腺毒症（Graves 病、甲亢）、桥本氏甲状腺炎（HT）、黏液性水肿（萎缩性甲状腺炎、特发性甲状腺机能衰竭、甲减）三类形式。现在认为本病是免疫性内环境紊乱的一种表现征象。甲状腺毒症的组织学改变可以演化为桥本氏甲状腺炎，而黏液性水肿可能就是甲状腺组织被淋巴细胞和纤维取代的末期表现。三类患者血中抗甲状腺细胞抗原的抗体效价皆高，都以免疫自身稳定性异常为其发病基础，由于某种环境因子的触动而发病。临床研究发现，随碘摄入量的增加，甲状腺毒症、桥本氏甲状腺炎、萎缩性甲状腺炎的患病率明显增加。

同时研究发现，不论在初次免疫前或加强免疫后进行硒干预，光镜下均可见炎性细胞浸润减少，滤泡破坏减轻，自身抗体水平降低，提示硒可以在一定程度上预防和阻止自身免疫性甲状腺炎的炎性过程，减弱自身免疫应答反应，抑制自身免疫性甲状腺炎（EAT）的发生和发展，为临床治疗甲状腺疾病尤其是自身免疫性甲状腺疾病提供了新的思路。

39　自身免疫性甲状腺疾病是如何发生的？

目前研究认为：作用于甲状腺抗原的自体免疫是自身免疫性甲状腺疾病（AITD）最可能的原因。

早在 1956 年 Doniach 和 Roitt 两位学者就从桥本氏甲状腺炎患者体内发现抗内源性甲状腺抗原的抗体。此后又从特发性黏液性水肿及甲状腺毒症患者中相继发现几种甲状腺的抗原抗体。研究者首先发现了甲状腺球蛋白抗体（TGAb）、甲状腺微粒体抗体（TMAb）或甲状腺胞浆抗体，继而发现甲状腺过氧化物酶抗体（TPOAb）、促甲状腺激素受体抗体（TRAb）等。在自身免疫性甲状腺疾病中，至少有一种或几种抗体升高。

研究认为，自身免疫性甲状腺疾病患者体内不仅有循环抗体（体液免疫反应）存在，在甲亢、桥本氏甲状腺炎与黏液性水肿患者中还有细胞免疫反应（CMI）发生。实际上，自身免疫性甲状腺疾病的临床表现正是循环中抗体的刺激或阻滞作用与细胞免疫反应导致细胞破坏的结果。

40 自身免疫性甲状腺疾病包括哪些内容？

自身免疫性甲状腺疾病（AITD）包括毒性弥漫性甲状腺肿（GD）、毒性弥漫性甲状腺肿眼病（GD 眼病）、慢性淋巴细胞性甲状腺炎、产后甲状腺炎、自身免疫性甲状腺炎（EAT）所致甲减。

慢性淋巴细胞性甲状腺炎又分为腺肿性甲状腺炎即桥本氏甲状腺炎（HT）与萎缩性甲状腺炎（AT）。

AITD 源于机体免疫功能异常或失衡，其表现形式取决于自身抗体的类型。

（1）促甲状腺激素受体刺激性抗体（TSAb）占优时，发生毒性弥漫性甲状腺肿（Graves 病）。

（2）甲状腺过氧化物酶抗体（TPOAb）占优时，发生腺肿性甲状腺炎（桥本氏甲状腺炎）。

（3）促甲状腺激素刺激阻断性抗体（TSBAb）占优时，发生腺肿性甲状腺炎（桥本氏甲状腺炎）。

（4）毒性弥漫性甲状腺肿（Graves 病）与桥本氏甲状腺炎（HT）发展的结果是最后导致萎缩性甲状腺炎（AT）或甲减（黏液性水肿）。

41 为什么说低硒可能是自身免疫性甲状腺疾病的病因或诱因？

研究发现，自身免疫性甲状腺疾病（AITD）患者均处于低硒状态，低硒可能是自身免疫性甲状腺疾病的病因或诱因，其原因如下。

（1）硒蛋白既是抗氧化剂，也是抗炎剂，低硒时自由基清除系统活性不足改变了甲状腺自身免疫状态，诱发免疫紊乱和慢性炎症发生。

（2）低硒导致脱碘酶活性低下，使无活性的四碘甲状腺素（T4）转化为有活性的三碘甲状腺素（T3）发生障碍，从而参与甲减的发生。

（3）硒可拮抗自由基水平增高造成的细胞凋亡，低硒可能诱发或加重自身免疫性甲状腺疾病的细胞凋亡异常状态，从而使有遗传易感性的个体发病或使病情加重。

（4）低硒时宿主难以维持良好的免疫功能和适当的氧化还原状态，易于感染病原微生物如耶尔森菌，增加毒性甲状腺肿（甲亢）发病的危险。

（5）低硒可使抑郁和负面情绪增加，从而诱发自身免疫性甲状腺疾病的发生。

研究认为，硒在体内有抗氧化作用，并参与甲状腺激素合成、活化、释放，调节体液免疫和细胞免疫。硒缺乏时一方面可通过引起杀伤性或毒性 T 淋巴细胞（Tc）比例降低，辅助性 T 淋巴细胞（Th）作用增强，抑制性 T 淋巴细胞（Ts）减少，从而使 B 淋巴细胞分化产生抗甲状腺抗体，破坏甲状腺组织；另一方面，硒缺乏时机体抗氧化作用减弱，氧自由基增多，损伤甲状腺细胞，从而进一步诱发和延续甲状腺的自身免疫反应。

42 为什么同样的低硒状态却诱发不同类型的自身免疫性甲状腺疾病？

研究发现，毒性弥漫性甲状腺肿（Graves 病、甲状腺毒症、甲亢）和桥本氏甲状腺炎（HT）患者血清硒水平无显著性差异，说明低硒诱发的免疫紊乱和慢性炎症状态可使一些患者发生弥漫性毒性甲状腺肿（Graves 病），而另一些患者则发生桥本氏甲状腺炎（HT）或萎缩性甲状腺炎（黏液性水肿、甲减）。这是为什么呢？

研究提示，当低硒引起的免疫紊乱以 Th2 型辅助性 T 淋巴细胞因子介导的体液免疫为主时，机体产生大量的甲状腺兴奋性抗体，刺激甲状腺激素合成，导致毒性弥漫性甲状腺肿（Graves 病、甲状腺毒症、甲亢）发生；当以 Th1 型辅助性 T 淋巴细胞因子介导的细胞免疫为主时，引起甲状腺组织淋巴细胞浸润，释放细胞因子并产生大量氧自由基，破坏甲状腺滤泡细胞，导致桥本氏甲状腺炎（HT）或萎缩性甲状腺炎（黏液性水肿、甲减）发生。当然，无论是毒性弥漫性甲状腺肿（Graves 病、甲状腺毒症、甲亢）还是桥本氏甲状腺炎（HT），最后都将转归为萎缩性甲状腺炎（黏液性水肿、甲减）。

43　什么是亚临床自身免疫性甲状腺疾病？

亚临床自身免疫性甲状腺疾病（亚临床 AITD）包括甲状腺抗过氧化物酶抗体（TPOAb）阳性，伴或不伴亚临床甲减的症状；特征性改变是甲状腺内大量淋巴细胞浸润，甲状腺抗过氧化物酶抗体（TPOAb）和/或甲状腺球蛋白抗体（TGAb）水平升高，也可有甲状腺微粒体抗体（TMAb）或促甲状腺激素受体抗体（TRAb）升高；甲状腺功能可以正常，或亚临床甲减，或临床甲减。

亚临床 AITD 的主要危害有以下两个方面。

（1）发展为甲减，需要甲状腺激素终生治疗。

（2）对孕娠、产后及胎儿有影响。

以往对于亚临床 AITD 尚无确切有效的办法，仅在发展为甲减时给予甲状腺素替代治疗。硒制剂治疗是目前研究的一个热点课题，并已取得一定成果。

研究提示，亚临床 AITD 患者在持续的低血硒状态下，可由亚临床症状发展为临床症状和甲减。硒可能通过调节炎症、免疫反应或细胞凋亡等过程使甲状腺组织尽可能保持正常状态。临床观察，补硒治疗（200μg/日）可明显降低亚临床 AITD 患者的 TPOAb 等抗体水平，从而可能阻止疾病的发展。

44　目前硒制剂治疗自身免疫性甲状腺疾病已取得了什么样的成果？

目前，国内外应用硒制剂治疗自身免疫性甲状腺疾病的研究

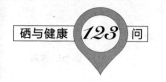

成果主要有以下几种。

（1）国外 Leonidas 等学者用硒酵母 200μg /日口服治疗桥本氏甲状腺炎（HT）三个月，甲状腺抗过氧化物酶抗体（TPOAb）下降 46%，且比我国同期资料显示下降幅度明显，这可能与中西方人群对硒耐受量不同或不同硒制剂中含硒量不同有关。

（2）我国上海交通大学瑞金医院颜美殊医生等的一项硒制剂治疗桥本氏甲状腺炎（HT）的研究资料显示：未服用硒的对照组 3 个月后，TPOAb 持续升高，但服用硒的治疗组 TPOAb 呈显著下降趋势，甲状腺球蛋白抗体（TGAb）也呈显著下降趋势，提示硒能阻止抗体继续升高，对缓解甲状腺炎症反应、防止甲状腺组织进一步破坏起到一定保护作用。研究者进一步研究，将硒治疗组按照 3 个月后 TPOAb 是否下降又分为抗体下降组和抗体非下降组，分析两组治疗前的基线资料，发现下降组的基线抗体水平及甲状腺峡部容积与非下降组之间均有差别，表明治疗前抗体水平高和甲状腺峡部不大的桥本氏甲状腺炎（HT）患者使用硒制剂治疗效果较佳。

（3）中国医科大学关于甲状腺疾病的"863 计划课题"研究也取得了与国内外学者使用硒制剂治疗甲状腺炎疗效相一致的结果。

45 中国医科大学关于甲状腺疾病的"863 计划课题"研究具体取得了什么成果？

中国医科大学滕卫平教授团队关于甲状腺疾病的"863 计划

课题"研究结果显示，有机硒制剂（国产硒酵母）治疗甲状腺疾病有较好效果，其具体研究结果如下。

（1）亚临床甲状腺炎患者服硒酵母制剂每日 200μg，3 个月及 6 个月时血硒水平明显上升，且 6 个月较 3 个月上升更明显；3 个月及 6 个月时甲状腺过氧化物酶抗体（TPOAb）分别下降了 4.9%与 18.6%。

（2）临床甲状腺炎（甲亢、桥本氏甲状腺炎）患者服硒制剂每日 200μg，3 个月及 6 个月时 TPOAb 分别下降了 41%与 43%；同期不服硒制剂的对照组患者 TPOAb 水平则无显著变化。

（3）补硒前后患者的抗氧化指标与氧化指标均发生变化，补硒组谷胱甘肽过氧化物酶活性明显升高，有害物质过氧化氢（H_2O_2）与丙二醛（MDA）明显下降；不服硒制剂的对照组患者谷胱甘肽过氧化物酶活性仍然下降，有害物质丙二醛（MDA）继续升高。提示补硒后患者的抗氧化能力增强，氧化能力下降，同时证实，补硒不影响甲状腺正常功能。

本研究取得的硒制剂治疗甲状腺炎的疗效结果与国外学者的研究结果相一致。

46　地方性缺碘会引起什么疾病？

碘缺乏非常普遍，世界上除了挪威、冰岛等少数欧洲国家外，绝大多数国家或地区都不同程度地受到缺碘的影响。缺碘性疾病是一种由微量元素碘缺乏引起的疾病，地方性缺碘主要引起地方性甲状腺肿和克汀病。我国是一个缺碘大国，据国家卫生部门 20 世纪 90 年代调查统计，我国国民占全球缺碘地区人口总数的

47%左右。实行全民补碘工程前，约有 7 亿人口缺碘，其中近 4 亿人口严重缺碘，尤其在西北部和西南部山区，部分地域缺碘十分严重。据统计，全国有地方性甲状腺肿患者 2～3 千万名，克汀病患者 25 万名。自从 1995 年开始实行全民补碘以来，我国地方性甲状腺疾病已经得到有效控制。

目前临床上就诊的一些甲状腺肿患者多是单纯性甲状腺肿或散发性甲状腺肿，这类患者除了因某些原因发生碘缺乏外，还与酶缺陷、药物不良反应以及遗传因素有关。

这里需要指出一点的是，我国还是缺硒大国，缺硒人口达 7 亿多，严重缺硒人口 4 亿多，这一数据与缺碘人口数据基本吻合，而地域特点也有共同之处，所以缺硒与缺碘共同影响人体健康，在相关疾病的发生发展中，二者相互影响、相互作用。

我们知道，硒是机体脱碘酶的主要组成元素，脱碘酶的作用是催化甲状腺素向活性形式转化，由此脱下的碘再被机体利用。实际上，机体每天通过这种循环取得的碘量约为甲状腺自血液中摄取碘量的 4 倍，而硒缺乏导致机体脱碘酶缺失，间接发生碘损失，加重了机体缺碘。

研究发现，在低碘区的地方性甲状腺肿和克汀病患者中，血浆硒含量显著降低。最初在这些缺碘地区为患者单纯补碘，并未取得明显效果，后来推断这些缺碘性地方病不仅与缺碘有关，低硒也起重要作用，给予碘硒双补后方取得了良好效果。

值得注意的是，如果给硒碘合并缺乏的人群单独补硒，由于脱碘酶在获得足量硒供应后活性升高，加速了甲状腺素 T4 向 T3 的转化以及进一步降解，而此时由于碘供应不足，T4 合成低于降解速度，使血清 T4 明显降低，造成低 T4 血症，对大脑的发育尤其是儿童大脑的发育极为不利，因为大脑发育所需的 T4 主要来源于血清。因此，在给硒碘合并缺乏的地区居民或患者补硒时应将足量的碘供应作为必要的前提。

47　硒与恶性肿瘤有什么关系？

40 多年前国外学者在实验中发现，动物食用含硒量高的饲料可引起肝硬化和癌肿，尽管概率很小，但此后相当长时间，人们一度认为硒是致癌物。

其实早在 1915 年，国外学者 Walk 等人就认为硒具有抗癌作用，并建议将硒用于癌症的化学治疗，但由于缺少研究资料与证据，并没有引起人们的重视。随后，各地学者进行了一系列研究，包括基础实验、流行病学调查与干预试验、临床研究等，取得了许多重要成果，科学界与医学界对硒与癌症的关系以及硒元素防癌治癌作用的相关研究结论已被大多数人所接受。

1978 年国外学者 Schrauzer 观察到带有肿瘤病毒的实验雌鼠肿瘤发病率可达 80%～100%，在饲料中加入适量硒后，实验雌鼠肿瘤发病率降到了 10%。

随后有学者将实验动物分为两组，一组饲料中加入 5mg/kg 的硒，同时加入能致肝癌的 DAB 物质，另一组饲料中不加硒，但加入同等量的 DAB 物质。结果显示，服硒一组的肝癌检出率为 31%，不服硒组的肝癌检出率为 62%，不服硒组动物肝癌发生率明显高于服硒组，显示了硒对 DAB 致肝癌的预防作用。

还有学者通过实验证实，硒可以抑制实验动物淋巴肉瘤的生长，使肿瘤缩小。有学者在动物饲料中加入 0.5mg/kg 或大于 0.5mg/kg 的硒化物，发现实验动物白血病细胞、肉瘤细胞、乳头状瘤细胞及肝癌细胞的分裂、生长和繁殖都受到明显的抑制作用。

有一项动物实验是先诱发 13 只动物患结肠癌,然后在饲料中加入 15mg/kg 的硒,结果显示其中 7 只动物结肠癌消失。

1994 年,国外学者 Clayton 等实验证实,饲料中含有 5mg/kg 硒能使致癌物二甲基氨基苯诱发的大鼠肝肿瘤发病率由 90%下降到 30%左右。

国外学者 Combs 分析了 1949 年~1986 年间的 55 篇关于硒的试验研究报告,其中 49 篇报道显示高剂量硒能抑制肿瘤的发生,大约 2/3 的研究资料表明其抑制效果在 35%以上。综合文献结果显示,饲料中加硒量小于 1mg/kg 时可使实验动物肿瘤发生率降低 19%;加硒量为 1~2mg/kg 时可降低 42%;加硒量为 2~4mg/kg 时降低 45%;当加硒量大于 8mg/kg 时可使实验动物肿瘤发生率降低 58%。这些实验结果提示:硒含量越高,抑制肿瘤的效果越好。

我国学者徐辉碧等实验结果显示,硒酵母对肺癌的抑制率达 51%,对肉瘤 S-180 的抑制率为 47.6%。

国内外学者通过一系列基础实验研究,证实了硒在以下几个方面具有预防和辅助治疗癌症的作用。

(1)有效地对抗化学致癌剂的致癌作用。

(2)防止黄曲霉素诱发微粒体酶变性(预防肝癌的发生)。

(3)抑制 EB 病毒基因表达和转化人脐血 B 淋巴细胞的作用,并拮抗和抑制 EB 病毒抗原诱导剂的作用。

(4)抑制某些动物自发肿瘤或移植瘤的生长。

(5)使肿瘤细胞的增殖、分化及恶性表型逆转或抑制肿瘤细胞增殖。

（6）增强 T 淋巴细胞的抗肿瘤免疫效应。

（7）保护心肌、肝、肾等组织器官免受放化疗的毒副反应影响。

流行病学调查研究是一项十分重要的工作，从中可以看到肿瘤的发病率和死亡率与硒的地理分布、居民生活习惯与硒摄入状况的关系以及人群干预试验的结果和影响。通过这项工作不仅可以揭示不同硒含量地区的肿瘤发病情况及其与硒摄入量的相关性，更为控制某些地区高发肿瘤的发生提供可信的宝贵资料。

流行病学调查显示，肿瘤的发病率和死亡率与硒的地理分布呈负相关，尤其是皮肤癌和胃肠道癌更为明显。饮食中硒摄入量与乳腺癌、结肠癌、肺癌的死亡率呈明显负相关。癌症总的标化死亡率与当地人群硒水平也呈负相关，其明显程度依次为食管癌、胃癌和肝癌。

对我国江苏省启东县肝癌高发区不同地区的粮食进行分析，发现硒水平分布有明显的地理差异，并与肝癌流行呈负相关。

我国学者刘延芳等研究了我国部分县市土壤硒含量与恶性肿瘤发生的关系，显示硒几乎与所有的肿瘤发生呈负相关，尤其是胃癌、结直肠癌与肺癌。

吴宪华等学者的研究表明，作物中硒含量与多种肿瘤死亡率呈负相关，恶性肿瘤患者血硒水平显著低于正常人及非癌患者，且与癌症的恶性表现（扩散、复发等）呈负相关。

国外的流行病学研究显示：胃肠道癌和呼吸道癌的发生受硒含量的影响最明显；高硒地区人群中胃、大小肠、肾、膀胱、乳腺、子宫、卵巢等恶性肿瘤所致死亡率明显低于低硒区；硒摄入量及硒水平与结直肠癌、肺癌、前列腺癌、卵巢癌及白血病的发病率呈显著负相关。

美国学者对美国 46 个州的土壤、植物和食物中的硒含量与癌症发生率进行了调查，结果发现低硒地区癌症发病率高，而高硒地区癌症发病率低。

此外，国内外众多学者进行了人体血硒和发硒含量与癌症发病率及死亡率的相关研究，均发现血硒、发硒含量与癌症发病率及死亡率呈负相关。研究发现，癌症患者的血硒含量比健康者低。我国上海市环保所研究人员分析人群发硒含量，证实癌症患者发硒含量不及健康人的 1/2。

采取大规模人群干预试验是证实硒与人类癌症是否相关的一种最重要的方法，目前国内外已有几项干预试验研究获得了有意义的结果。

（1）美国学者对皮肤癌进行的干预试验研究取得了阳性结果，显示硒与皮肤癌相关。

（2）美国亚利桑那大学癌症中心 Clark 教授发起、组织了欧美 7 个国家（丹麦、芬兰、挪威、瑞典、荷兰、英国、美国）参与对 1312 名癌症患者进行为期 10 年以上的补硒试验研究以及人群补硒预防癌症的大规模实验研究。实验组服用硒酵母 200μg/日，对照组服用酵母。试验结果显示如下。

①与对照组相比，试验组第一个 10 年癌症死亡率降低了 50%（即癌症生存率提高了 50%）。

②补硒以后，癌症发病率降低了 37%，其中肺癌发病率降低了 46%，结直肠癌发病率降低了 48%，前列腺癌发病率降低了 63%。

③所有受试者的血清硒水平分为低、中、高三等，低水平组癌症发病率降低 15%，中水平组癌症发病率降低 70%，高水平组癌症发病率降低 90%，血清硒水平高者效果显著。

④补硒以后，65 岁以下男性预防前列腺癌发生的效果为91%，65 岁以上则为 51%，年龄较小者效果好于较大者。

⑤补硒时间持续 2 年以上者，降低前列腺癌发生率的效果方明显。

这项试验研究结果已经发表在美国重要医学刊物《JAMA》上，备受医学界关注。

（3）中国和美国学者在世界食管癌及胃贲门癌发病率最高的中国河南省林县进行了为期五年三个月的补硒干预试验，结果显示：癌症总死亡率降低了 9%，胃癌死亡率降低了 20%。此项研究为我国食管癌的防治工作做出了一定贡献。

（4）研究人员对我国江苏省启东县肝癌高发区不同地区的粮食进行分析，发现硒水平分布有明显的地理差异，并与肝癌流行的地域分布呈负相关。于树玉等学者经过 10 余年的研究，指出亚硒酸钠可使肿瘤细胞的增殖、分化及恶性表型逆转。她（他）们在启东肝癌高发区（也是贫硒区）进行了如下三项补硒预防肝癌的干预试验。

①将 130471 名普通群众分为食用加硒食盐（含 15ppm 亚硒酸钠）试验组与食用普通食盐对照组，为期 8 年，试验组人群肝癌发生率较对照组低 49%。

②将乙肝病毒抗原阳性的 266 名患者随机分为服硒（硒酵母200μg/日）组及对照组（服普通酵母）各 133 名，历时 4 年，服硒组无 1 例肝癌病例发生，而对照组发生 7 例肝癌病例。

③将肝癌高发家族一级亲属 3849 人随机分为服硒酵母 2364人（试验组），不服硒制剂 1485 人（对照组），连续观察 2 年，试验组肝癌的发病率是对照组的 50%，同时发现试验组肝癌发病的高峰年龄比对照组推迟了 10 年。

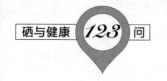
在临床试验方面，国内外学者也进行了一系列有意义的研究。

（1）1988 年，国外学者克莱门特进行了一项有重要意义的临床试验研究（迈哈密抑瘤实验），研究选择了 59 名濒临死亡的癌症志愿者进行硒的药效实验，服硒 4 个月后，41 名患者肿瘤缩小 60%～100%，三年后跟踪调查，发现其中 49 名患者仍然存活。

（2）中国哈尔滨医科大学附属肿瘤医院使用硒酵母制剂配合化疗治疗 250 例肿瘤患者，治疗总有效率为 67.60%，对照同期单纯化疗组的总有效率 42.00%，有明显差别。其中对乳腺癌的有效率为 94.11%，对恶性淋巴瘤的有效率为 72.02%，对胃癌与肠癌的有效率为 63.63%，对肺癌的有效率为 56.79%。

尽管目前研究资料有限，需要临床上开展更多的研究以获取更多更有价值的资料，但微量元素硒的防癌和抗癌作用已不容置疑。为此，2003 年美国食品药品管理局（FDA）明确表示："硒能降低患癌风险""硒可在人体内产生抗癌变作用"。2005 年我国已将"硒的防癌抗癌作用"内容写入化学教科书和高等医药院校教材中，书中说明："硒能抑制癌细胞生长及其 DNA、RNA 和蛋白质的合成以及癌基因的转录，干扰致癌物质的代谢"。

48　地区土壤和食物的含硒量与癌症发生率和死亡率呈负相关吗？

一般来说，土壤的硒含量高，生长在这里的植物与动物含硒量就相应高，动植物是人类的食物，所以动植物的含硒量和食物结构又决定了人体硒的含量，人体硒含量不同的人群发生疾病

（包括癌症）的情况不同。就癌症而言，国内外资料显示：土壤和食物的硒含量与当地癌症的发生率和死亡率呈负相关。

（1）1969 年 Shamberger 报告对美国 46 个州的土壤、植物及食物中硒含量与癌症发生率的调查显示，低硒地区患癌率高而高硒地区患癌率低。

（2）1973 年雷蒙德等对 34 个美国城市进行调查，其中 17 个含硒较高的城市居民癌症死亡率为 127 人/10 万人；另 17 个含硒较低的城市居民癌症死亡率则为 175 人/10 万人；其中死亡率最低的城市正是含硒最高的城市。

（3）美国的调查资料还显示，美国土壤中硒含量高于 0.26mg/kg 的地区癌症死亡率为 392 人/10 万人，含硒量为 0.1～0.25mg/kg 的地区癌症死亡率为 430 人/10 万人，含硒量为 0.06～0.09mg/kg 的地区癌症死亡率为 450 人/10 万人。从中可以看到：土壤硒含量越低，癌症死亡率越高。

（4）我国江西医学院在江西省 30 个县同步随机采取土壤样品 372 份，研究发现硒含量与 15 种癌症的总死亡率呈显著负相关。

（5）我国学者研究发现江苏省启东县肝癌高发地区所产玉米、元麦中硒含量较肝癌低发地区明显偏低。

（6）我国学者刘延芳等分析了 28 个县、2 个市土壤元素的含量与癌症的关系，发现硒几乎与所有的癌症发病率和死亡率呈负相关，其中与胃癌、结直肠癌、肺癌的发病率和死亡率呈显著负相关。这一发现也有助于解释高硒地区肠道癌症和肺癌死亡率低的现象。

这些研究结果均提示，环境（土壤与食物）中硒水平与人群罹患相关癌症的发病率和死亡率呈负相关，缺硒是癌症的重要发病因素之一。

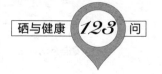

49 人体硒水平与癌症发生和死亡呈负相关吗？

人体血硒和发硒含量的高低，与食物的含硒量密切相关，而食物的含硒量又与土壤等环境密切相关。研究表明，人体血硒和发硒水平与癌症的发生与死亡呈负相关。

（1）学者 Schrauz 从不同国家和地区收集血库样品，发现泰国、菲律宾、哥斯达黎加、波多黎各岛及中国台湾人民的血硒水平较高（0.26～0.29mg/kg），癌症死亡率较低；而新西兰、澳大利亚、美国、英国、爱尔兰、瑞典、奥地利、挪威、德国人民的血硒浓度较低（0.07～0.20mg/kg），癌症死亡率较高。

（2）芬兰南部及西南部地区人群中血清硒含量低，癌症发病率高；而北部地区人群中血清硒含量高，癌症发病率很低。

（3）我国浙江省嘉善县是大肠癌高发区，据 1984 年第 5 期《浙江医科大学学报》李英等发表的《嘉善县高发大肠癌的生化病因学研究-Ⅱ》报告显示，我国大肠癌高发区嘉善县年龄调整大肠癌死亡率为 22.65 人/10 万人，抽检该县陶庄人群血硒值测定为 0.0712mg/kg，而同期相对低发区杭州市年龄调整大肠癌死亡率为 5.53 人/10 万人（仅为嘉善县的 1/4），抽检的杭州市助血员血硒为 0.1066mg/kg，另一大肠癌相对低发区北京市年龄调整大肠癌死亡率为 3.83 人/10 万人，抽检的助血员血硒值为 0.1270mg/kg。研究结论是：年龄调整大肠癌死亡率与三地区健康人的血硒浓度呈负相关。

（4）1990 年我国学者陈清等报道，北京市房山区某乡为消化道癌高发区，其中肝癌标化死亡率是北京市区的 7 倍，当地人群抽样调查血清硒值为 0.04～0.07μg/ml，明显低于北京市居民 0.13μg/ml 的普遍水平。

（5）孙昕、梅蔚德等学者测定了 40 例癌症患者的血清硒值，平均为 0.056μg/ml，明显低于一般健康人；上海市环保所分析发现癌症患者发硒含量仅为 0.4mg/kg，不及健康人发硒含量的 1/2；苏俄等学者测定宫颈癌患者发硒含量，发现显著低于健康人；张企兰等学者调查表明急性白血病患者发硒含量低于正常人发硒含量。

（6）魏华臣等学者研究了人体血、发、肺的硒负荷与肺癌的相关性，发现肺样中肺癌组织含硒量最高，癌旁组织次之，良性病变肺组织与健康肺组织最低；并且发现肺癌患者血硒水平与肿瘤体积呈负相关。

（7）国外学者 Schwarty 报道乳腺癌组织含硒量为正常乳腺组织的 2～6 倍，骨肿瘤组织含硒量为正常组织的 9～14 倍。此结果与我国学者研究结果一致，说明硒与癌组织的亲和力较强。

（8）研究发现，长寿地区百岁老人的血硒含量高达 0.95mg/kg；研究认为健康人发硒含量为 0.4～0.8mg/kg，发硒含量低于 0.4mg/kg 时易罹患癌症。

（9）世界卫生组织死亡人口分析发现，硒的摄入量与癌症死亡率呈负相关，低硒可导致癌症多发且恶性程度高，治疗后易复发。

这些资料均说明：食物中含硒量较丰富的地区，人群血硒处于较高水平，癌症发病率和死亡率明显偏低，进一步说明缺硒是恶性肿瘤的重要发病因素之一。

研究显示，缺硒与全身所有恶性肿瘤的发生发展均相关，其中密切相关的恶性肿瘤有白血病、肺癌、胃癌、肝癌、乳腺癌、皮肤癌、口腔癌、结直肠癌、甲状腺癌、恶性淋巴瘤、膀胱癌、前列腺癌、卵巢癌、宫颈癌等。

50 硒防癌和抗癌的作用体现在哪些方面？

硒的生物学特性和生物学作用决定了硒具有防癌和抗癌作用，这些作用概括起来体现在以下几个方面。

（1）以谷胱甘肽过氧化物酶为主的一系列家族酶的抗氧化作用可以有效地清除体内代谢产生的自由基和各种过氧化物，而这些自由基和过氧化物是机体内最主要的致癌物。

（2）硒通过拮抗和排出体内具有致癌作用的有害元素及化合物预防和抑制癌症的发生。

（3）硒通过低甲基化程度发挥和提高机体的抗肿瘤活性。

（4）硒通过调整和增强机体免疫功能抑制恶性肿瘤的发生与发展。

（5）硒能减少或减轻恶性肿瘤化疗与放疗过程中的毒副反应与不良反应，有助于化疗与放疗的顺利进行。

51 硒抗肿瘤作用机制的第一点是什么？

硒具有抗肿瘤作用，能够防癌和抗癌，那么硒抗肿瘤作用的机制是什么呢？

国内外研究资料显示，硒抗肿瘤作用大致表现在 15 个方面，首先讲第一点。不过在讲这点之前，先要阐明一个十分重要的概念：什么是自由基？

我们说，所谓自由基就是指具有一个以上的、不对称的、带电子的离子或分子的总称，其在细胞代谢过程中连续不断产生，对细胞本身有一定损害并有腐蚀机体的作用。生物体自由基主要有过氧化羟基自由基、超氧阴离子、羟自由基及脂酰游离基等，这些代谢产物在机体内氧化脂肪酸和蛋白质，直接或间接地发挥强氧化剂的作用，从而损伤生物体的大分子和多种细胞的成分，损害生物膜和细胞的功能，在自由基诱导的氧化反应长期毒害之下，包括人和动物体在内的生物体细胞会产生一系列病理变化发生突变致癌或衰老与死亡。

研究发现，人体内有三种过氧化物酶可以控制和消除自由基对人体细胞的损害，它们是超氧化物歧化酶（SOD）、谷胱甘肽过氧化物酶（家族系列抗氧化酶）和过氧化氢酶。而机体摄入硒含量不足，血硒水平低下，导致体内谷胱甘肽过氧化物酶活性下降，由此削弱了机体对自由基的控制和消除能力，增加了机体患癌和各种相关疾病的可能性。

硒是保护细胞膜免受过氧化物损伤的过氧化物酶、谷胱甘肽过氧化物酶（GSH–Px）与磷脂氢过氧化物酶（PHG–Px）等家族系列抗氧化酶的活性组成部分。这些过氧化物酶可将机体内有害的过氧化物还原成无害的羟基化合物，使脂质氢过氧化物分解，以防止脂质过氧化，并催化由不饱和脂肪酸所形成的有机过氧化物的还原，以破坏体内所有的环氧化合物（这些化合物是化学致癌物质在体内形成的更为强烈的致癌剂），由此消除了生物膜等的脂质过氧化自由基并防止其堆积，使细胞膜及细胞免受过氧化物的损害，从而防止细胞突变或癌变。

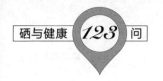

52 硒抗肿瘤作用机制的第二点是什么？

硒抗肿瘤作用机制的第二点是：硒在机体内通过与致癌性金属离子的相互作用拮抗其毒性；硒还能拮抗某些化学致癌物的致癌作用并促进致癌物在体内灭活。

研究显示，硒有拮抗汞、镉、铊、铅、砷等元素的作用，对钼、铬、铜、硫等元素也有一定的拮抗作用。硒还可抑制一些化学物质对细胞的致突变作用，其中硒研究的一项重要进展就是证明了硒能拮抗某些化学致癌物与因子的致癌作用。

基础实验研究表明，硒能降低某些能激活致癌原的羟化酶如芳基烃羟化酶（AHH）的活性，提高解毒酶如葡萄糖醛酸转移酶的活性，使多环芳羟化合物变为致癌物的代谢减弱。硒可有效地影响和拮抗引起皮肤癌、肝癌、食管癌和乳腺癌的化学致癌物（二乙基亚硝胺、2－乙酰氨基芴、1，2－二甲基肼、N－甲基苄基亚硝胺、苯并芘、3－甲基胆蒽等）的代谢，减少这些致癌化合物与因子的致突变作用及致癌作用，抑制或拮抗致癌物对正常细胞 DNA 的损伤，并修复致癌物质引起的正常细胞的 DNA 单键断裂，防止细胞癌变，但对引起实验动物结肠癌、肺癌和胰腺癌的一些化学致癌物对抗效力较小。硒对化学致癌物重氮丝氨酸诱发的腺泡细胞结节和致病微生物黄曲霉菌产生的黄曲霉毒素引起的谷酰转肽酶阳性的肝病结节等癌前病变也有拮抗作用。

53 硒抗肿瘤作用机制的第三点是什么？

硒抗肿瘤作用机制的第三点是：硒能抑制肿瘤组织中血管内皮生长因子的表达，由此干扰和抑制肿瘤血管的生成，阻断肿瘤的血液供应，从而抑制肿瘤细胞的生长和转移；硒还能抑制肿瘤组织中微脉管基因的表达，干扰和抑制肿瘤细胞的增殖与侵袭、转移。

血管生成是指机体组织或器官内生长新的血管（包括毛细血管内皮细胞的增殖）。正常生理条件下，人体血管内皮细胞的倍增时间约为 1 年，所以正常人体组织不会轻易发生血管生成。当机体出现某些特殊状况时，如创伤愈合、胎儿及胚胎发育、女性月经期子宫内膜脱落、形成胎盘等，会发生血管生成。这类血管生成常受某些因素调控，是即时与间断性的。当机体出现诸如恶性肿瘤（侵袭、复发、转移等）之类的重大病态时，会发生不受正常调节控制的血管生成，且血管生成速度很快，实体恶性肿瘤组织中的血管内皮细胞的倍增时间仅为 4 天左右。

早在 20 世纪 60 年代，美国学者 Folkman 就提出了"恶性肿瘤生长是血管生成依赖性"的观点。实验显示，一般直径在 1 毫米以下的肿瘤病灶或微小转移灶并无新生血管，此时癌细胞由于缺乏毛细血管提供的营养而处于"饥饿"状态及较长时间休眠中。这期间癌细胞凋亡速度与增殖速度基本处于平衡状态。而一旦肿瘤血管生成，癌细胞得到足够营养供应，就会高速增殖生长。研究认为，癌细胞具有一种可分泌促使自身血管生成的血管内皮生长因子的能力，使肿瘤组织生成丰富的新生血管而迅速增殖生长。

　　针对这一学说，医学界研制并使用可抑制血管内皮细胞增殖或干扰血管生成的药物来预防与治疗恶性肿瘤。硒能抑制肿瘤组织与肿瘤细胞中血管内皮生长因子的表达，干扰和抑制肿瘤血管生成，此为硒预防和治疗癌症的重要机制之一。

　　许多实验研究证实，肿瘤组织中微脉管密度与癌细胞侵袭和转移相关，硒可抑制微脉管生长基因的表达，降低微脉管密度，抑制肿瘤细胞生长与增殖。

54　硒抗肿瘤作用机制的第四点是什么？

　　硒抗肿瘤作用机制的第四点是：硒能抑制蛋白激酶 C（PKC）的活性，蛋白激酶 C 在传导生长因子和有丝分裂原的增殖信号中具有重要作用，因而与细胞的增殖关系密切。

　　研究表明，高活性表达的蛋白激酶 C 对于细胞癌变和其增殖状态的维持是必需的，对蛋白激酶 C 有抑制作用的化合物很可能是有效的抗癌药物。研究发现，硒与肺癌细胞共同孵育后，不但抑制了蛋白激酶 C 的活性，而且还改变了蛋白激酶 C 的亚细胞分布。蛋白激酶 C 在细胞内的定位决定了其活性是否表达，硒可使其以无活性的形式存在于细胞浆中。

　　研究证明，蛋白激酶 C 是促癌剂佛波酯（TPA）的细胞胞内受体，蛋白激酶 C 由细胞胞质向细胞膜上的转移，是传导 TPA 等促癌剂增殖信号的基本步骤。

　　研究认为，硒对蛋白激酶 C 的影响，可能是硒抗肿瘤作用机制的中心环节。

　　研究还发现，硒抑制肿瘤细胞内磷酸腺苷（cAMP）的代谢途径。硒对肝脏肿瘤细胞内磷酸腺苷代谢的选择性抑制，是其抗肿瘤的作用机制之一。硒使肝细胞中蛋白激酶同功酶Ⅰ型水平降低，Ⅱ型水平增高，选择性地影响依赖磷酸腺苷的肿瘤细胞蛋白激酶同工酶，进而抑制肿瘤细胞分裂，促进其分化和逆转。

55 硒抗肿瘤作用机制的第五点是什么？

硒抗肿瘤作用机制的第五点是：硒的抗肿瘤活性与其化学形式和代谢途径密切相关，硒化合物在发挥抗肿瘤活性的过程中，首先硒必须进入生物体（人体与动物体），经过代谢转化形成某种具有抗肿瘤活性物质的中间化合物，才能发挥其抗肿瘤作用，硒的甲基化程度是影响其抗肿瘤活性的重要因素。

由于各种硒化合物的代谢途径不同，发挥的抗肿瘤活性也不尽相同。研究认为，从硒在人体的中间代谢产物硒化氢（H_2Se）到多种甲基化形式的转化是一个与肿瘤发展有关的重要代谢途径，一甲基硒的抗肿瘤活性较高，完全甲基化的三甲基硒的抗肿瘤活性较低。在硒的代谢过程中，除了甲基化过程，还存在去甲基化过程。

56 硒抗肿瘤作用机制的第六点是什么？

硒抗肿瘤作用机制的第六点是：硒的抗肿瘤作用与体内产生的硫醇和二硫化物密切相关，其抗肿瘤效应最终与它促进细胞呼吸的能力及有选择性地氧化调节蛋白质的 SH 基转化到 S−S 键

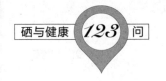

有关，硒可促进这类反应。

研究认为，硒通过控制细胞蛋白质及有关因子的 SH 基和 S－S 键的氧化－还原作用调节细胞的增殖。硒的这一效应强烈地依赖于氧的压力，所以硒的抗肿瘤作用在缺氧条件下受到抑制，而当氧压较高时抗肿瘤作用随之增强。硒的抗肿瘤活性与硒对细胞呼吸的刺激有关，硒化合物的毒性与其催化产生活性氧有关，活性氧在硒化合物对肿瘤细胞毒性作用中扮演了重要的角色。

57　硒抗肿瘤作用机制的第七点是什么？

硒抗肿瘤作用机制的第七点是：硒可通过选择性地作用于肿瘤细胞的许多生化代谢活动达到抗肿瘤作用，硒可进入肿瘤细胞线粒体基质，抑制肿瘤细胞的能量代谢，发挥其抗肿瘤作用。

国外研究学者 Luoma 与 Medina 指出，硒缺乏会影响肝脏线粒体功能，表明低硒不仅仅反映在谷胱甘肽过氧化物酶（GSH－Px）的活性上，也反映在肝脏线粒体功能和脂质代谢中。在肝癌的研究中表明，硒能抑制肝癌细胞线粒体氧化磷酸化的某些环节，从而阻断肝癌细胞线粒体氧化磷酸化的进行。硒能抑制肝癌细胞的有氧氧化和与线粒体相结合的己糖激酶活性，从而抑制肝癌细胞的有氧酵解，这一抑制作用与硒的浓度成正比。研究显示，硒阻滞肝癌细胞之细胞生长周期 G1/S 及 G2/M 期的分裂与增殖过程，并认为硒可能是通过调节线粒体功能而对肿瘤细胞早期生长发挥抑制作用。

硒对肿瘤细胞的有氧酵解不仅对肿瘤细胞产生直接作用，同时还控制肿瘤组织的高糖酵解，由此能够改善宿主的身体状态，增强机体的抗肿瘤能力。

58 硒抗肿瘤作用机制的第八点是什么？

硒抗肿瘤作用机制的第八点是：硒是癌基因表达的调控因子，硒可以明显影响癌基因与抑癌基因的表达，并能选择性地抑制癌细胞的能量代谢系统；通过拮抗肿瘤细胞内鸟苷酸（GMP）的增加，抑制脱氧核糖核酸（DNA）、核糖核酸（RNA）及蛋白质的生物合成；硒抑制机体的敏感细胞增生是其抗肿瘤作用重要机制之一。

硒对细胞周期中的有丝分裂期（M 期）有延迟作用，同时延长细胞有丝分裂前的静止期（G2 期），为修复致癌物质引起的DNA 单键断裂创造条件。

在体外进行的 BEL－7420 人体癌细胞培养实验中，补充亚硒酸钠后利用杂交技术发现，癌基因（C－myc）表达明显降低，而抑癌基因（C－fos）表达则升高，预示硒能较好地抑制癌细胞。在对二氧化硒进行的实验研究还显示，二氧化硒在一定浓度下对肺癌细胞株有抑制作用，可引起抑癌基因（C－fos）高表达。

在幽门螺杆菌（HP）感染的胃黏膜组织中，硒含量与增殖细胞核抗原（PCNA）表达呈负相关，而与抑癌基因（P16）表达呈正相关，显示硒可以抑制胃黏膜细胞的增殖及癌变。

小鼠实验也获得了类似结果，提示含硒化合物对某些癌细胞具有特殊的杀伤作用。

实验研究证实，硒对化学致癌的始动和促进两个阶段都有影响，硒对多种肿瘤细胞的 DNA、RNA 和蛋白质的合成具有抑制作用，硒能抑制机体敏感细胞增生。研究显示，含硒化合物还可降低化学致癌物质与机体细胞脱氧核糖核酸（DNA）的共价结合，并可能改变某些致癌物的代谢或直接抑制某些致癌物对 Ras 基因的诱导。Ras 基因是一种癌基因，它参与机体细胞的生长和分化的调控，参与机体多种肿瘤的发生与发展。

59　硒抗肿瘤作用机制的第九点是什么？

硒抗肿瘤作用机制的第九点是：硒对有活性的化学复合物诱发的细胞遗传变性有抑制作用，硒可保护机体的遗传物质。

通过小鼠遗传突变实验和人类淋巴细胞培养实验的研究证实，硒对有活性的化学复合物诱发的细胞遗传变性有抑制作用。致癌剂增加了机体细胞姐妹染色体的交换率，硒可干扰此过程的某些环节，从而抑制致癌物质导致的姐妹染色体交换的频率，保护机体的遗传物质。同时，由于硒使细胞膜的抗氧化能力增强，也提高了对致癌物诱变作用的抵抗力。

动物实验中还发现，补硒动物组由黄曲霉素 AFB1 所致的染色体异常率明显低于不补硒组。显然，硒对肿瘤细胞遗传物质有很重要的的影响。

实验研究还显示，硒可直接作用于肿瘤细胞，降低其核转录活性，从而抑制肿瘤细胞的生长。

60 硒抗肿瘤作用机制的第十点是什么？

硒抗肿瘤作用机制的第十点是：硒蛋白具有抗病毒作用，对与病毒感染相关的肿瘤发生发展有抑制或拮抗作用。

研究发现，EB 病毒是嗜人类及某些灵长类 B 淋巴细胞的疱疹病毒，EB 病毒感染人的 B 淋巴细胞主要是 EB 病毒壳蛋白与 B 淋巴细胞膜上的 EB 病毒受体 CR2/CD21 的 SCR1 和 SCR2 的相互作用，硒作用的靶点可能主要是 B 淋巴细胞膜上的 EB 病毒受体 CR2/CD21。

硒在 EB 病毒感染时可能损伤 B 淋巴细胞膜上的 EB 病毒受体 CR2/CD21，阻止 EB 病毒导入 B 淋巴细胞；而一旦 EB 病毒感染 B 淋巴细胞后，硒还能抑制细胞中 EB 病毒基因的表达。此双重效应最终可阻抑 EB 病毒对 B 淋巴细胞的侵害，从而保护 B 淋巴细胞的功能。

研究还发现，硒具有拮抗病毒诱发乳腺癌的作用。

61 硒抗肿瘤作用机制的第十一点是什么？

硒抗肿瘤作用机制的第十一点是：硒通过多种代谢途径，诱导肿瘤细胞凋亡。

细胞凋亡是机体细胞死亡的一种方式，不同于细胞坏死。细胞坏死是细胞受到强烈理化或生物因素作用引起细胞无序变化的死亡过程；细胞凋亡则是细胞对环境的生理性或病理性刺激信号、环境条件的变化或缓和性损伤产生的应答，是有序变化的死亡过程，其细胞及组织的变化与细胞坏死明显不同。细胞凋亡是细胞的一

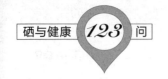

种基本生物学现象，在多细胞生物去除不需要的或异常的细胞中起着必要的作用。细胞凋亡受多基因的严格控制，这些基因有 Bcl－2 家族基因、Caspase 家族基因、C－myc 癌基因、P53 抑癌基因等。细胞凋亡具有重要的生物学意义与复杂的分子生物学机制，凋亡过程的紊乱与许多疾病的发生发展有直接或间接的关系。能够诱发细胞凋亡的因素很多，如放射线、药物等。

研究证实，硒主要通过 Caspase（含半胱氨酸的蛋白酶）家族基因级联反应诱导肿瘤细胞凋亡，其中主要过程如下。

（1）通过影响 Caspase 信号传导通路，诱导肿瘤细胞凋亡。研究提示，甲基硒酸（MSA）诱导肿瘤细胞凋亡是通过 Caspase 级联反应（凋亡反应）来实现的。MSA 在诱导 Caspase 级联的凋亡反应中，Caspase－8 作用于凋亡反应的上游调控蛋白，起着最为关键和核心的作用。Caspase－8 的活化激活 Caspase－9 或/和 Caspase－7，二者又分别激活 Caspase－3，并最终导致 PARP（一种多功能蛋白质翻译后修饰酶，与 DNA 的损伤修复相关）切割和 DNA 断裂，细胞进入凋亡程序。

（2）Caspase－3 的激活将诱导线粒体中的细胞色素 C 释放，从而正反馈促进 Caspase－8 的进一步活化。另外，其诱导肿瘤细胞凋亡的部分机制可能与 MSA 上调凋亡相关基因 Fas 和 FasL 表达相关。由于 Fas 和 FasL 的结合是 Caspase 活化的上游调控基因，故推测 MSA 可能通过促进 Fas 和 FasL 的表达和结合，激活以 Caspase－8 为核心的 Caspase 级联反应，进而诱导肿瘤细胞凋亡。同时，免疫效应细胞和肿瘤细胞表达 FasL 和 Fas 水平增高，可提高淋巴细胞的抗肿瘤作用。

（3）甲基硒酸（MSA）能使肿瘤细胞阻滞于 G0/G1 期，并与抗肿瘤化学药物顺铂（DDP）具有类似或相同的抗（肺）癌效率。

（4）甲基硒酸（MSA）还可上调抑癌基因 P53、Bax 和 P21 的表达，降低癌基因 Bcl－2 的表达（Bcl－2 是阻止细胞凋亡的基因），从而可使肿瘤细胞凋亡加剧，增强抑癌作用，并可启动其他多种肿瘤细胞凋亡程序。

62 硒抗肿瘤作用机制的第十二点是什么？

硒抗肿瘤作用机制的第十二点是：硒可通过抑制端粒酶活性的作用，诱导肿瘤细胞凋亡。

端粒酶是在机体细胞中负责端粒延长的一种酶，是一种基本的核蛋白逆转录酶，是合成端粒 DNA 的特殊逆转录酶，可将端粒 DNA 加至真核细胞染色体末端。端粒酶能延长缩短的端粒，缩短的端粒其细胞复制能力受限。端粒酶在正常成人的人体组织中活性被抑制，以保持染色体的稳定性和细胞增殖的稳定性，但在肿瘤组织中被重新激活，参与肿瘤细胞的恶性转化。所以端粒酶在细胞的永生化和肿瘤的形成中起重要作用。

研究显示，硒不仅可以通过 Caspase（含半胱氨酸的蛋白酶）级联反应诱导肿瘤细胞凋亡，还可以通过抑制端粒酶的活性，诱导肿瘤细胞凋亡而抑制肿瘤细胞生长，此抑制作用具有时效性和量效性。

63 硒抗肿瘤作用机制的第十三点是什么？

硒抗肿瘤作用机制的第十三点是：硒通过提高机体免疫功能

抑制肿瘤的发生和发展。

　　研究认为，肿瘤的产生由于细胞突变，而硒具有抗细胞突变的能力，且这种能力与硒对脱氧核糖核酸（DNA）修复酶的活化有关。突变细胞在发展为癌细胞之前（即"前癌"细胞阶段），能被体内免疫系统发现并予以破坏。

　　研究表明，硒对机体免疫作用的调节可能在于选择性地调节各种功能淋巴细胞亚群的产生。

　　硒蛋白－P 具有调整和增强机体免疫系统功能的作用。机体的免疫系统包括体液免疫、细胞免疫和非特异性免疫。

　　体液免疫主要是免疫活性细胞（B 淋巴细胞）接受抗原刺激后分化为浆细胞，产生具有免疫功能的球蛋白（抗体），对抗侵入机体的细菌等微生物。硒对体液免疫有一定的激活作用。

　　非特异性免疫主要是机体的吞噬细胞对病原体的吞噬和杀灭作用。硒可增强巨噬细胞活性，还有增强激活巨噬细胞的激活因子（MAF）的作用，并能增强巨噬细胞对 MAF 的反应性。

　　细胞免疫在肿瘤免疫的监控中起重要作用，内容包括 T 淋巴胞的增殖与分化、淋巴因子的分泌、细胞毒作用等。T 淋巴细胞包括致敏的杀伤性 T 细胞、NK 细胞（天然杀伤细胞）、TK 细胞（T 细胞的一个亚型）。致敏的杀伤性 T 细胞与 NK 细胞（系天然杀伤细胞，不需致敏）可以直接杀伤靶细胞，使靶细胞受损、溶解和死亡。TK 细胞在杀伤靶细胞的过程中本身不损伤，并可以重新攻击其他靶细胞，且对正常细胞无损伤。

　　动物实验表明，缺硒小鼠的 T 淋巴细胞与 NK 细胞在体外杀伤癌细胞的能力下降，补硒后杀伤癌细胞的能力又提高；补硒大鼠的 NK 细胞活性提高，抑癌能力相应提高。研究证实，硒对这种细胞毒功能与作用的影响和其对淋巴毒素的影响相平行。

　　研究显示，硒能增强动物和人的免疫球蛋白的形成；增强T 细胞介导的肿瘤特异性免疫，有利于细胞毒性 T 淋巴细胞（CTL）的诱导，并能明显加强 CTL 的细胞抗毒活性，增强 NK 细胞的杀伤活性，促进淋巴细胞分泌淋巴因子，特别是增强 T 细胞生长因子白细胞介素Ⅱ（IL-2）的分泌能力，诱导 LAK 细胞（即淋巴因子激活的杀伤细胞）的产生等。所以，硒不仅对肿瘤细胞有间接的抑制作用，同时促进机体自身具有的直接杀伤肿瘤细胞的作用；不仅对肿瘤的发生发展有阻抑作用，对肿瘤治疗后减少复发与转移也十分有益。

　　早在 1920 年国外学者 Burnet 就提出，机体针对癌变细胞存在着一个免疫监视机制。体内肿瘤细胞一经出现，胸腺依赖性细胞免疫机制即可发挥监视作用，机体产生杀伤性 T 淋巴细胞，将肿瘤细胞消灭。当免疫功能不足或缺失时，机体就可形成肿瘤。

　　我国学者徐辉碧、候振江等提出并报道了硒的免疫作用与自由基机制，认为在无外源性自由基来源时，免疫刺激产生的自由基有损免疫功能的发挥。含硒的抗氧化酶（GSH-Px 等）可直接清除脂质过氧化物等，防止或降低过氧化损伤，阻断活性氧和自由基的致病作用；含硒的抗氧化酶通过机体免疫系统（B 淋巴细胞、T 淋巴细胞、巨噬细胞等）中的 GSH-Px，控制过氧化氢（H_2O_2）的释放来调节杀伤作用和进行自身保护。在有外源性自由基来源时，硒化合物保护与修复免疫应答的机制也一致。

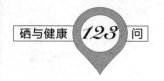

64 硒抗肿瘤作用机制的第十四点是什么？

硒抗肿瘤作用机制的第十四点是：硒通过影响某些激素依赖性肿瘤的特异性受体，降低相应的受体水平，干扰和抑制肿瘤细胞的生长和增殖。

医学研究证实，某些肿瘤的发生和发展与某种激素具有特殊的依赖关系。这类肿瘤多发生在某种激素作用的靶器官，一般称为激素依赖性肿瘤。其中乳腺癌、子宫内膜癌与卵巢癌、前列腺癌是与性激素相关的恶性肿瘤。

研究显示，硒可抵制卵巢组织分泌 $17-\beta-$ 雌二醇作用，由此降低此雌激素诱导的卵巢癌细胞活性，抑制卵巢癌细胞增殖，同样可以抑制雌激素受体（ER）阳性的乳腺癌细胞的增殖。

美国《细胞生化学杂志》发表的一项研究报告指出：硒可以增强人乳腺癌细胞中的紧密连接，增强人乳腺癌细胞的跨上皮细胞电阻，降低细胞旁路通透性，逆转卵巢分泌 $17-\beta-$ 雌二醇作用，通过建立内皮细胞屏障，显著减少乳腺癌细胞入侵，明显降低 $17-\beta-$ 雌二醇诱导的乳腺癌细胞的活性。

有文献报道，在 87% 的扩散卵巢癌中有硒结合蛋白 1（SBP1）减少现象，在边界肿瘤和扩散肿瘤中 SBP1 的减少最明显，SBP1 水平降低可作为卵巢癌发生的预兆。硒可以阻断雄性激素作用途径（与 SBP1 表达有一定关系）。研究者检测了硒与雄性激素对正常人卵巢上皮细胞和癌症患者癌细胞的作用，发现在正常人卵巢上皮细胞中，雄性激素抵制 SBP1mRNA 和蛋白表达而硒促进 SBP1mRNA 和蛋白表达，但在癌细胞中反应则相反。因此认为，卵巢恶性肿瘤中 SBP1 的变化是硒/雄性激素作用途径失常的指示灯，是癌变的预兆。

美国《癌症分子疗法》杂志的一篇文献报告指出，补硒可以将前列腺癌的发生率降低 50%，硒除了抑制癌细胞增殖及诱导癌细胞凋亡外，还可以显著减少雄性激素信号的发出与接收，间接影响人前列腺癌细胞中的基因表达和前列腺特异性抗原（PSA）的表达。美国的另一项动物实验显示，甲基硒代半胱氨酸（MSC）明显地抑制了实验小鼠雄性激素敏感的前列腺癌细胞的生长，大大地降低了小鼠前列腺癌组织中前列腺受体表达和血清前列腺特异性抗原（PSA）水平，从而预示硒化合物 MSC 降低了前列腺癌的发生风险。

美国研究人员还发现前列腺癌高危人群补硒后，66%的人含硒酶硫氧还蛋白还原酶（TR）活性增加了 80%，TR 是一种具有多种生物学活性的硒蛋白酶，在调控机体癌细胞生长与凋亡中发挥重要的生物学作用。

我国研究人员通过基础和临床研究指出，补硒对治疗前列腺癌有特殊功效，并认为硒最重要的作用是能抑制雄性激素受体的信号通路，能在信使核糖核酸（mRNA）水平和蛋白水平上减少雄性激素受体的表达，从而诱导癌细胞凋亡。

65 硒抗肿瘤作用机制的第十五点是什么？

硒抗肿瘤作用机制的第十五点是：硒能有效减轻有毒性的化学药物及抗肿瘤化疗药物与放射线等对正常组织细胞的损伤，有效保障肿瘤患者化疗与放疗等治疗手段的如期顺利进行。

目前国内外治疗恶性肿瘤的主要模式是科学合理地进行综合治疗，综合治疗手段包括外科手术（或非手术）、化学药物治疗（化疗）、放射线治疗（放疗）、生物治疗（包括细胞免疫治疗、细胞因子或靶向药物治疗、基因治疗等）、传统医学（中医药）治疗以及其他方法治疗。所以，为了控制癌症，对体内癌细胞进行打击和杀伤，除了外科手术治疗手段外，还需使用必要的抗肿瘤药物或放射线照射，而这些抗肿瘤药物几乎都具有一定的细胞毒属性。

研究证实，癌症患者血硒水平显著低于正常人。对癌症患者来说，体内会蓄积大量的内源性与外源性自由基或过氧化物，既有自身肿瘤细胞凋亡或坏死的分解物，又有抗肿瘤药物或放射线治疗后肿瘤细胞凋亡或坏死的产物；既有包括化疗药物在内的各种化学药物或天然药物进入机体后的细胞毒性作用，又有它们在体内分解代谢的众多产物或过氧化物。所有这一切，都会使肿瘤患者体内的脂质过氧化物与各种过氧化物自由基不断增多。

既然抗癌药物具有一定的毒副作用，它们在杀伤癌细胞的同时又对正常组织细胞产生一定影响，治疗中能否不用或少用呢？答案显然是否定的。因为就目前而言，我们治疗癌症没有更好的方法和手段。我们只能从减少或对抗抗癌药物的毒副反应方面着手，积极研制并合理应用保驾与辅助药物或措施。

含硒的谷胱甘肽过氧化物酶家族系列酶可清除机体内脂质过氧化物及各种自由基，保护组织细胞膜免受自由基及各种过氧化物的损伤；硒蛋白系机体内的天然解毒剂，可拮抗有毒金属元素及各种化学物质的毒性。所以，硒能有效减轻抗肿瘤药物与放射线对正常组织细胞的毒性作用与过氧化损伤；同时，适量的硒水平对机体无任何毒性作用。不仅如此，适量地摄入硒还可增强谷胱甘肽过氧化物酶系列家族酶的活性，增强硒蛋白调整机体免疫功能的作用，对预防癌症的发生发展和辅助治疗癌症都具有一定的作用。

硒蛋白除调整和增强机体的细胞免疫功能、发挥抗肿瘤效应外，还有效增强体液免疫与非特异性免疫功能。肿瘤患者在化疗及放疗过程中或姑息治疗过程中，因体弱或食欲不振，或因放化疗导致骨髓功能抑制及白细胞下降，可能出现各种细菌、病毒及微生物的感染，体液免疫和非特异性免疫功能的增强无疑对这些患者是非常有益的。

研究发现，硒可促进维生素 E 及其他非酶类抗氧化剂的抗氧化作用，硒与维生素 A、维生素 E、维生素 B$_2$ 以及辅酶 Q 等合用具有协同作用，可相互加强抑制肿瘤的效果。

所以，为癌症患者合理补硒是一项很重要的辅助治疗措施。硒具有一系列抗肿瘤作用机制，虽然补硒不是治疗恶性肿瘤的主要方法和手段，单独补硒并不能治愈恶性肿瘤，但是合理补硒在预防肿瘤发生、抑制肿瘤细胞增殖、减轻放化疗毒副反应中具有一定的辅助作用。

66 硒与血液病有什么关系？

血液病是指造血系统的疾病，包括原发于造血系统和主要累及造血系统的疾病。临床上分为红细胞疾病、白细胞疾病、出血性疾病与血栓性疾病（血小板与凝血障碍疾病）、骨髓增生性疾病。引起血液病的因素很多，主要有化学因素、物理因素、生物因素、遗传因素、免疫因素等，其中化学、物理因素导致的血液病日趋增加，而化学、物理因素所致环境污染又是现代化工业发展的产物，所以有学者说"血液病是一种现代病"。

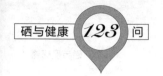

临床医学中，红细胞疾病最常见的是再生障碍性贫血、溶血性贫血（包括自身免疫性溶血性贫血）、失血性贫血、缺铁性贫血等；白细胞疾病最常见的是白血病（急性与慢性粒细胞性/淋巴细胞性白血病等）、白细胞减少症、粒细胞缺乏症、恶性淋巴瘤（霍奇金与非霍奇金，包括恶性组织细胞病及多发性骨髓瘤等）；出血性疾病最常见的是血小板减少性紫癜（特发性与血栓性）、过敏性紫癜、血友病、获得性凝血机制障碍性疾病等；骨髓增生性疾病最常见的是骨髓增生异常综合征、真性红细胞增多症、原发性血小板增多症、原发性骨髓纤维化症等。

综合分析一下，我们看到其中的一部分红细胞疾病和血小板疾病与免疫功能失调或下降相关，有的本身就属于自身免疫性疾病，硒蛋白调整与增强机体双相免疫功能的机制对这类血液病具有一定的防治作用。谷胱甘肽过氧化物酶系列家族含硒酶清除机体由于环境、化学、物理因素导致的有害金属元素与非金属元素并保护组织细胞与细胞膜免遭有害化学、物理因素损伤，对预防相关血液病大有裨益。

粒细胞白血病、淋巴细胞白血病以及恶性淋巴瘤均属恶性肿瘤范畴。硒在恶性肿瘤预防和治疗中的机制已在相关"硒与恶性肿瘤的关系"中做了阐述，此处仅就硒与白血病的研究资料进行一些补充。

白血病是一种造血干细胞的恶性克隆性疾病，我国每年约有4～8万人发病，其中以少儿居多。从病因上看，虽然有明显的遗传倾向，但暴露与密切接触有害化学、物理因素，尤其在胎儿期接触这些化学、物理因素（诸如药物、化学原料、重金属、离子射线等），具有很大的发病风险。

硒可以抵御有害化学、物理因素的侵入，可以清除体内有害物质，保护组织细胞，硒蛋白可以提高机体细胞免疫功能，而细胞免疫功能是防止机体组织细胞发生突变或癌变的重要作用机制。

国外学者研究发现，硒能诱导实验动物白血病细胞凋亡。研究证实，癌细胞凋亡时机体环磷酸腺苷（cAMP）含量升高，所以，提高机体细胞胞浆 cAMP 含量可以诱导肿瘤细胞凋亡。那么，如何才能提高机体 cAMP 含量呢?我国吉林大学的研究人员通过实验显示，硒能提高机体 cAMP 含量，而且能诱导一种白血病细胞株 K562 细胞的凋亡。进一步检测表明，随着硒浓度增加，凋亡细胞数量增加，硒显著提高了 K562 细胞内谷胱甘肽过氧化物酶（GSH-Px）的活性，提示抗氧化能力提高，白血病细胞增殖受阻。

中国医学科学院研究人员在实验中发现，硒能以时间和剂量依赖性地抑制白血病细胞株 NB4 生长并诱导其凋亡。

大量动物实验和临床研究表明，硒对白血病和多种血液病具有一定的防治效果。

67 硒与心脑血管疾病有什么关系?

心脑血管疾病是一类常见病和多发病，尤其是因冠状动脉粥样硬化发生的冠心病，发病率与死亡率逐年增加。引发心脑血管疾病的原因很多，其中微量元素硒与心脑血管疾病的关系越来越受到医学界的重视。

许多研究表明，硒与心脑血管疾病的发生发展密切相关，硒主要在机体的氧化还原反应中通过抗氧化物酶的抗氧化生物学功能与非抗氧化功能，发挥对心脏与脑的保护作用。

众所周知，高脂血症是动脉粥样硬化的主要危险因素。研究表明，含硒的谷胱甘肽过氧化物酶具有抗氧化应激损伤及减弱脂质过氧化修饰的生物学功能，能够降低脂质过氧化物（LPO）的含量，降低磷脂与胆固醇的过氧化水平，减轻过氧化的低密度脂蛋白胆固醇在动脉壁内的聚集。所以，微量元素硒在机体内发挥着重要的降低与调节血脂和胆固醇的作用，这也是预防和治疗高脂血症、预防和治疗动脉粥样硬化性疾病（尤其是冠状动脉粥样硬化性心脏病即冠心病与脑血管意外）的最主要措施之一。

此外，硒对心脑血管疾病的预防和治疗作用还表现在其他的许多方面，如硒通过机体内前列环素影响血小板的聚集作用、硒的抗心律失常作用、硒对心肌再灌注损伤的保护作用、硒抗病毒性心肌炎的作用、硒防治心衰的作用、硒防治克山病的作用以及硒对脑细胞与脑神经的保护作用等等。

68 硒是如何通过发挥抗血小板聚集作用而预防血栓形成的？

研究发现，机体内硒缺乏时，聚集的过氧化物能够对正常的前列环素的合成与分泌产生抑制，从而限制其血管舒张等效应，表现出血管收缩等活性，这一机制直接参与冠心病的发生发展。

更为重要的是，机体的血小板内聚集着大量的硒和有活性的谷胱甘肽过氧化物酶，缺硒影响花生四烯酸的代谢与合成，而血小板内谷胱甘肽过氧化物酶可直接抑制血栓素 A2 的形成。缺硒时血栓素 A2 产生就会增多，血栓烷的合成与分泌被激活，动脉内皮细胞谷胱甘肽过氧化物酶活性降低，血管（主动脉）壁合成抗凝集产物——前列环素明显减少，此时前列环素内过氧化物增多，导致血管内血小板聚集，致使血管内血栓形成。

所以，硒通过其抗血小板聚集作用，可以有效地预防机体内血栓形成，尤其是预防心血管与脑血管血栓的形成，减少心肌梗死以及脑梗死的发生，同时还可减少肺梗死、脉管炎（四肢小动脉痉挛和血栓形成造成的血管闭塞性疾病）等的发生。

69 硒是如何发挥抗心律失常作用的？

研究表明，硒具有抗心律失常的作用，其机制有以下四个方面。

（1）机体缺硒时抗氧化能力下降，细胞膜 Na^+，K^+，ATP 酶及 $5'$ – 核苷酸的活性明显降低，细胞膜内外离子梯度变化，通道开放异常，从而引起各种心律失常。硒主要通过改变细胞膜 Na^+、K^+、Ca^{++} 的转运，从而影响膜的电生理特性，控制和/或改善心律失常。

（2）不饱和脂肪酸（RH）对心肌细胞代谢起重要作用，硒及其参与合成的系列谷胱甘肽过氧化物酶（GSH – Px）均能阻止自由基引起的 RH 的过氧化破坏，这是硒预防和治疗心律失常的物质基础之一。

（3）机体内的超氧化物被认为是诱发心脏再灌注损伤心律失常的重要物质之一，含硒的谷胱甘肽过氧化物酶（GSH – Px）可清除体内的超氧化物。动物实验显示：采用富含硒的饲料喂养与

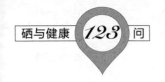

采用正常饲养喂养的动物相比，硒可降低诸如室性心动过速、不可逆性心室纤颤等心脏再灌注损伤中相关性心律失常的发生率与严重程度；进一步的研究还发现，该现象与心肌细胞中线粒体及胞浆内 GSH－Px 活性的增加有关。

（4）研究者在对心肌梗死模型的动物研究中发现，亚硒酸钠静脉注射不仅可以明显提高心律以及主动脉最大血流速率，改善心输出量及冠脉血流流量，同时可降低外周血管的阻力，还表现出抗心律失常的活性，显著降低室性期前收缩以及心室扑动的发生率，并使心室晚电位消失。

70 硒如何发挥对心肌再灌注损伤心肌的保护作用？

首先，介绍一下什么是心肌再灌注损伤。

临床上，医生在应用冠状动脉扩张性药物使患者心绞痛消失之后，或在急性心肌梗死早期进行有效的药物溶栓之后，或对严重的冠状动脉狭窄患者成功地施行冠状动脉扩张术之后所出现的心肌继续灌注称为心肌再灌注，这种由于正常灌注暂停后再重新出现的极速灌注，常常导致严重心律失常，并使心血管与心肌损伤程度加重、损伤范围扩大。此时，心内膜下区微冠状动脉首先发生严重损伤，进而发生相应范围的心肌细胞损伤，这种现象称为心肌的再灌注性损伤。发生机制可能是由于氧自由基的细胞毒性作用，导致脂质过氧化物（尤其是超氧化物）增多，抗氧化酶失活，造成膜系统损害。

硒不仅能增加体内抗氧化酶的活性，还能有效激活体内抗氧化酶作用，从而有效地抑制自由基的产生及脂质过氧化过程，充分地防止或减轻心肌再灌注性损伤。

同时，在心肌再灌注损伤中，常可导致严重的心律失常，硒通过抗心律失常的作用（已在抗心律失常内容中阐述）进一步实现和体现其对再灌注损伤心肌的保护作用。

71　硒与病毒性心肌炎有什么关系？

各种研究资料显示：病毒感染性疾病（如病毒性肝炎、艾滋病与病毒性心肌炎等）与硒摄入之间存在密切联系。

实验研究显示，低硒可使弱致病性的柯萨奇病毒株转化为强致病性的病毒株，而且能够使非致病性的病毒株变得具有致病性。

研究者给感染柯萨奇病毒心肌炎的动物补硒，结果显示实验动物的死亡率显著降低，同时发现心肌组织中谷胱甘肽过氧化物酶（GSH-Px）活性显著上升，而病毒 RNA 的水平显著下降，提示硒可能通过抑制病毒复制达到保护心肌的作用。

研究者对患病毒性心肌炎的患儿进行观察发现，患儿体内谷胱甘肽过氧化物酶（GSH-Px）及过氧化物歧化酶（SOD）活性降低，过氧化物丙二醛（MDA）水平升高，且均与患儿体内低硒状态显著相关。进一步研究发现，患儿服用硒制剂治疗后，临床症状减轻，心电图表现好转，心肌酶水平降低，患儿体内 GSH-Px 及 SOD 的活性升高，MDA 的水平下降，说明硒进入体内后可通过对氧自由基的清除，降低心肌氧化应激水平，从而避免心肌进一步损伤。研究还显示，缺硒使机体内及心肌组织中 GSH-Px、SOD 等活性降低，导致过氧化物清除不足，致使心肌细胞的线粒体膜受到损伤，最终导致心肌病变。

硒蛋白（Se-P）具有双相调整与增强机体体液免疫和细胞免疫功能的作用。缺硒时机体体液免疫功能下降，抗感染作用减弱，病毒同时侵害心肌细胞和免疫系统，导致双重损伤。缺硒影响细胞免疫功能，使心肌细胞在遭遇病毒感染后极易发生损伤与病变。硒不仅具有抗病毒作用，而且在维持心肌细胞组织形态和功能上均起到重要保护作用。

72 硒与心衰有什么关系？

研究发现，心衰患者的慢性病程中存在着明显的硒消耗，缺硒可导致心血管病理组织学改变，心肌变性坏死，巨噬细胞浸润，合成纤维细胞的替代及钙的沉着。

临床上，血硒与血清脂质过氧化物（LPO）的检测可作为诊断早期心衰的一种监测手段。血清硒水平明显降低，血清 LPO 含量过高，谷胱甘肽过氧化物酶（GSH-Px）活性降低，可使机体心肌细胞的抗氧化功能下降，心肌组织中自由基生成增多并累积，导致心肌损伤及缺血缺氧，出现心力衰竭。

所以，心脏病患者服用硒制剂，对预防和治疗心衰都有一定裨益。

73　硒在防治克山病中取得了什么成就？

　　克山病是一种表现为心肌损害的地方性心脏病，死亡率很高，曾严重威胁发病地区人民群众的健康和生命。该病病因至今尚未完全明确。患者心肌呈多灶性坏死伴纤维细胞反应，并伴有瘢痕形成，这些病理变化最终导致患者心功能不全、严重心律失常甚至发生心源性猝死。

　　调查发现，与非流行病区相比，病区居民全血硒平均水平仅为 10μg/L，不仅远低于世界公认的全血硒 100μg/L 的生理需求标准，也远低于低于 50μg/L 的最低需求标准。研究结果显示，克山病发病率高的地区正是硒含量最低的地区，这些地区均土壤硒严重流失，病区中牧草硒含量与粮食作物硒含量均很低，检测表明病区主食粮硒含量均在 0.025μg/g 以下，而医学界公认居民主食粮硒含量在 0.04μg/g 以后基本上不会有克山病出现。进一步调查研究发现，病区人群体内谷胱甘肽过氧化物酶的浓度及活性均显著降低，而硒是人体内谷胱甘肽过氧化物酶的必需组分。一系列研究表明，克山病病区居民的内外环境都处于贫硒状态，所以克山病的发生与硒的缺乏密切相关。

　　研究认为，克山病的病因至今尚未明确，硒缺乏是克山病发病的一个重要因素，但并不是克山病发病的唯一因素，也不是克山病患者心肌损害的原始病因，补硒预防克山病的机制是保护心脏，防止心肌病变急性发作，纠正病区人群体内血小板的高反应性，从而消除心肌发生多灶性大面积坏死的基础。

　　国外有学者研究认为，柯萨奇病毒 B 感染与硒缺乏在克山病的发生发展中均起重要的作用，而硒蛋白（Se－P）调整与增强体液免疫的抗病毒作用对克山病的防治则从另一方面提供了可信资料。

中国医学科学院与原西安医科大学在世界上首次将硒作为群体性预防药物大规模用于病区人群，取得防治克山病的重大成绩和进展，为此荣获了国际生物无机化学家协会颁发的 1984 年度 Schwarz 奖。

74 硒与微循环有什么密切关系？

人体的血管系统是输送血液的管道，其中大血管（如大动脉、大静脉）像一条大河，中小动静脉血管犹如许多支流，所有动静脉连接在一起，组成完整的机体循环系统。动静脉之间的连合是通过更小的微动脉和微静脉，微动脉与微静脉之间则是网状的毛细血管与毛细淋巴管，医学上将微动脉与微静脉之间的血液循环称为微循环，其中还包括了组织管道内的体液（血液、淋巴液）循环。所以，微循环是机体循环系统中最基层的结构和功能单位，是血液与组织细胞进行物质交换的场所，其基本功能是进行血液和组织之间的物质交换。机体所有器官及组织细胞都由微循环提供氧气、营养，借此传递能量、交流信息，并排出二氧化碳和代谢废物。如果微循环发生障碍，则会影响机体相应组织器官的正常生理功能，导致相应疾病的发生。现代医学研究表明，微循环障碍所致疾病几乎囊括了全身各组织脏器，包括免疫功能紊乱、心脑血管疾病、恶性肿瘤与衰老等，认为微循环障碍是百病之源。

研究发现，处于微循环最基层的毛细血管与毛细淋巴管网的细胞由于承受不停的工作负荷、长期工作导致的衰老退化加之遭受机体代谢所产生的大量自由基的攻击与损伤、血液理化性质的改变引起微循环系统管腔狭窄，导致血液流速减慢甚至形成血栓，使相应组织缺血缺氧甚至坏死。不良的生活方式、饮食习惯与烟酒嗜好、环境的污染等均是导致机体微循环损伤与障碍的因素。

含硒的谷胱甘肽过氧化物酶家族系列酶具有保护细胞免受自由基与各种有害物质损伤的作用，能有效地清除自由基与各种代谢产物；硒蛋白能排出进入机体内的金属与非金属有害物质；硒具有解聚血小板凝集的功能，从而预防微循环系统中血栓形成，保持毛细血管网与毛细淋巴管网的通畅，维护微循环系统的正常生理功能。

75　糖尿病是如何发生的？

据相关文献资料报道，我国是世界糖尿病大国之一，目前糖尿病患者有一亿左右，并有陆续增加之势。

糖尿病是一种慢性、全身性、代谢性疾病。由于胰腺分泌胰岛素不足，或人体对胰岛素的作用不能给予正常反应，引起糖（碳水化合物）、蛋白质和脂肪代谢紊乱，导致血液中的葡萄糖不能转化成能量被身体利用，而使血糖升高，糖分随尿液、汗液排出体外。

研究提示，蛋白质、脂肪、碳水化合物在正常新陈代谢的过程中，最后都要转变成葡萄糖进行氧化，释放能量，同时产生多种过氧化物（即自由基）；胰岛素是葡萄糖转化过程中不可或缺的唯一激素，其主要功能是促进外周组织细胞对葡萄糖的摄取以及在细胞内进行氧化作用，葡萄糖氧化供能是机体能量供给的中心环节。由于机体在生命过程中，各器官、组织、细胞不停地进行活动，不断地需要能量，所以葡萄糖一刻不停地进行着转化和氧化分解作用，而胰岛素则须一刻不停地予以供给，所以生产胰岛素的胰腺器官中的胰岛 β 细胞负荷十分沉重，同时也导致了胰腺组织尤其是胰岛 β 细胞中自由基含量增高。

研究显示，所有分泌胰岛素的组织中，超氧化物歧化酶（SOD）含量是最低的，说明其抗自由基损伤系统存在先天的薄弱环节。研究发现，胰岛内分泌细胞含有大量的内质网和富含多聚不饱和脂肪酸的内质网膜，内质网是合成多肽类激素的场所，虽然功能繁忙但组织结构却比较脆弱，如果内质网中自由基增多且排出不足或受阻，自由基即可在原位直接损害内质网膜结构。

由于胰岛素对氧化损害十分敏感，一般对其他组织不足以引起损伤的轻度自由基应激即可对胰岛素产生破坏性影响，同时还可使体内胰岛素受体受到破坏或减少。虽然糖尿病的病因目前仍不完全清楚，但是胰岛素分泌不足与胰岛素抵抗无疑是其重要的发病机制。

研究认为，胰岛 β 细胞工作负荷过重与超负荷工作导致的疲劳和自我损伤，使其分泌功能受到影响，导致胰岛素分泌不足；胰岛内分泌细胞的内质网和内质网膜不断遭受自由基的攻击而受损，造成细胞内部结构与功能改变，致使胰岛素分泌不足；自由基对胰岛素的损伤与破坏又造成了体内胰岛素的相对不足；自由基引起的胰岛素受体破坏或减少是导致胰岛素抵抗的重要因素之一。

在临床医学中，糖尿病分为 1 型糖尿病（T1DM）和 2 型糖尿病（T2DM）。1 型糖尿病的发生是由于胰腺分泌胰岛素不足，为一种器官特异性自身免疫性疾病，也称为胰岛素依赖性糖尿病，多见于青少年；2 型糖尿病的发生则是由于人体对胰岛素的作用不能给予正常反应（胰岛素抵抗或胰岛素分泌缺陷），也称为非胰岛素依赖性糖尿病，我国中老年人所患糖尿病多数为此型，占全部糖尿病病例的 90%以上。

76　硒与糖尿病有什么关系？

研究发现，硒与糖尿病关系十分密切。

研究人员首先在电镜下发现，硒元素和胰岛素具有相似的结构，进一步研究确定了硒具有类似胰岛素样的作用，称为拟胰岛素样作用。作为拟胰岛素样物质，硒的降血糖机制与胰岛素不完全相同：硒不是通过与胰岛素受体的结合发生作用，而是刺激脂肪细胞膜上葡萄糖载体的转运，促进脂肪、肌肉中的细胞对糖的吸收利用；硒在肝脏抑制肝糖原的异生和分解，增加肝糖原的合成；硒的抗氧化作用可以保护胰岛细胞免受损伤，并通过提高糖耐量等表现出降血糖的作用。

实验发现，在脂肪细胞中，硒和胰岛素一样具有增强葡萄糖转运的能力，都能刺激增强从胞内到质膜上的两个葡萄糖转运蛋白移位活性，从而达到加速葡萄糖运输、降低机体血糖的效果。在脂肪组织中，硒还与胰岛素一样，都能增强三磷酸肌醇的含量。

在肌肉组织中，硒能够增强同化或异化反应通道，促进葡萄糖的分解和转运，但不能促进葡萄糖转化为糖原；胰岛素能够直接促进和刺激肌肉中糖原的合成。研究表明，硒通过激活胰岛素信号放大来发挥其拟胰岛素作用，以此减轻胰岛分泌细胞的负荷。

胰岛素为什么能加快细胞对葡萄糖的利用？原因就是胰岛素

能促使葡萄糖转运蛋白的细胞外在化，而硒就有能促进葡萄糖转运蛋白从细胞内转移到细胞表面的功能，这也正是胰岛素的作用表现所在。

硒能促进靶组织利用葡萄糖，在降低血糖的同时又不增加血中胰岛素的水平，不仅调节体内血糖的分解作用，还有助于改善糖尿病患者的症状，为糖尿病高胰岛素血症患者提供治疗机会。

研究认为，硒不仅具有拟胰岛素样作用，还与胰岛素有协同作用，所以能适当减少糖尿病患者的胰岛素用量。临床研究资料证实，硒与降糖药物合用，可提高 2 型糖尿病的治愈率与好转率。

硒可增强与胰岛素及其他生长因子有密切关系的 MAP 激酶活性，而且可直接调控 MAP 的激酶途径。硒还能刺激脂肪细胞膜上葡萄糖载体的转运过程，提高 cAMP 磷酸二酯酶的活性，而缺硒时，胰岛素对脂肪细胞内葡萄糖氧化的促进作用降低。

硒蛋白（Se－P）影响胰岛素的代谢：Se－P 通过典型的信号肽诱导细胞分泌蛋白质，对胰岛 β 细胞的分泌也具有诱导作用，硒缺乏引起实验动物胰岛 β 细胞分泌功能减低、作用降低。

硒是谷胱甘肽过氧化物酶（GSH－Px）家族的组成成分，GSH－Px 在机体内能特异性地催化还原型谷胱甘肽与过氧化物的氧化还原反应，同时防止大分子发生氧化应激反应，使还原型谷胱甘肽变成氧化型谷胱甘肽，使对机体有害的过氧化物还原成无毒的羟基化合物，从而破坏和清除体内的各种自由基，使胰岛分泌细胞的内质网和内质网膜以及胰岛素免受自由基的攻击，避免被损伤破坏，保障了胰岛 β 细胞的正常结构和功能，维护了胰岛素的正常分泌和作用的发挥。

糖尿病是一种慢性病，久病可发生一系列并发症。糖尿病患者的血管病理改变主要表现为血管扩张、通透性增强、基底膜肥厚、血管腔闭塞以及血栓形成，以此产生微血管或大血管的并发症。常见的微血管并发症有糖尿病肾病、糖尿病视网膜病变、周围神经病变、糖尿病足等；大血管病变有冠状动脉粥样硬化性心脏病（冠心病）、脑血管病、外周血管病变等；骨质疏松症则是糖尿病患者最多见的非血管性并发症。这一系列并发症是晚期糖尿病患者致残，甚至致死的重要原因。

研究提示，硒的抗氧化防御作用可以延缓糖尿病相关并发症的发生，改善糖尿病患者的预后。硒蛋白双相调节机体细胞免疫与体液免疫的作用是预防和治疗包括 1 型糖尿病在内的自身免疫性疾病的有效措施之一。

由于硒在人与生物体中具有双重生物学效应，硒在人体内缺乏时可引起一系列相关疾病，但若人体长时间过量摄入硒，会发生一定的毒性反应。研究显示，长期过量摄入硒的成年人，血硒值高于正常水平，发生 2 型糖尿病的机会反而增加，发病率高于血硒水平在正常范围者。所以，正常人应科学合理补硒，硒摄入不足或硒过量摄入都会影响机体健康并引发相关疾病。

77　硒在 1 型糖尿病的防治中有什么作用？

除了少数特发性 1 型糖尿病无自身免疫性指标改变外，目前医学界的共识认为：绝大多数 1 型糖尿病（ T1DM）为自身免疫性疾病，临床医学上又分为急性型与缓发型，包括以前所称的胰岛素依赖型糖尿病（IDDM）、1 型或青少年发病糖尿病与成人隐匿自身免疫性糖尿病，均属自身免疫性疾病。

研究认为，遗传因素和环境因素共同参与 1 型糖尿病的发

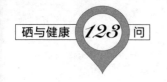

病过程。某些外界因素（如柯萨奇病毒感染等）作用于有遗传易感性的个体，激活 T 淋巴细胞介导的一系列自身免疫反应，引起选择性的胰岛 β 细胞破坏，导致胰岛素分泌不足，且进行性加重，直至胰岛 β 细胞遭到全面破坏，胰岛素绝对缺乏而功能衰竭。

研究发现，大约 90%新发现的 T1DM 患者血中有多种胰岛细胞自身抗体，其中以胰岛细胞抗体（ICA）和谷氨酸脱羧酶抗体（GADA）最重要。人类的 HLA 基因决定了 T1DM 患者的遗传易感性，易感个体对环境因素特别是病毒感染的反应异常，直接或间接通过自身免疫反应引起胰岛 β 细胞破坏，从而发生 1 型糖尿病。

T1DM 属多基因病。临床患者治疗以控制饮食与胰岛素治疗为主，加用双胍类药物或葡萄糖苷酶抑制剂可改善血糖，并有利于稳定血糖，同时可减少胰岛素用量；器官移植治疗及干细胞治疗处于研究中；如在 1～4 期（或 5 期）进行免疫抑制剂干预，也许可延缓病情进展，而微量元素硒双相调节细胞免疫与体液免疫的作用应受到重视。

研究显示，人体内低硒状态可以在基因水平上影响核酸及蛋白质的生物合成，而糖尿病（无论 1 型或 2 型）均是与遗传相关的疾病，缺硒是否会在基因水平对其发病产生影响?期待医学界进一步的研究和探讨。

78　中医如何治疗糖尿病？

西医治疗糖尿病的原则是纠正代谢紊乱、促进胰岛 β 细胞功能恢复、防止并发症。对于 1 型糖尿病（即胰岛素依赖性糖尿病或青少年发病型糖尿病），由于患者内源性胰岛素分泌不足，主要使用胰岛素治疗；对于 2 型糖尿病（即非胰岛素依赖性糖尿病或成年发病型糖尿病），使用降糖药物或降糖药物配合胰岛素治疗。

中医认为糖尿病属"消渴症"范畴，为虚证，多为气虚及阴虚，或兼有血瘀等证，治疗以补气滋阴为主，配以活血化瘀等药物。传统的"消渴饮"方剂中，主药则为黄芪、生地等。

研究证实，黄芪属于被植物学界列为"一级硒指示植物"的硒积聚植物，是目前地球上含硒最高的植物与药材之一；生地也是含硒较高的一种药材。治疗糖尿病的中医方剂重用黄芪、生地则从侧面体现了微量元素硒在糖尿病治疗中的作用，其作用机制与硒的拟胰岛素样作用和调节机体的免疫功能以及含硒酶（谷胱甘肽过氧化物酶家族）保护胰岛素细胞的作用相关。

79 硒能预防肝细胞损伤吗？

众所周知，肝脏在人体的新陈代谢中发挥重要的作用，尤其是其具有强大的解毒作用。人们进食各种食物或药物后，都要被肠道吸收，再通过门脉系统进入肝脏，在肝脏进行一系列代谢后，其营养成分或/和产物才能输送至相应的组织与细胞。显然，在这一过程中，肝脏组织的细胞随时会受到损伤，特别是乙醇、多种药物与毒物更容易引起肝脏细胞损伤，而病毒性肝炎则导致机体的免疫性和非免疫性多种因素对肝细胞造成损害。

20 世纪 50 年代美国学者 Schwarz 等最先发现硒对实验动物

肝坏死具有预防作用，并从此开启了人类对于微量元素硒与相关疾病关系的研究，至今越来越深入。

研究表明，含硒的谷胱甘肽过氧化物酶家族系列酶是重要的抗氧化酶，是机体细胞的保护酶，主要作用是保护细胞膜不被有害的代谢产物（即脂质过氧化物，包括各种自由基）与有害毒物或金属所损伤，从而保护了细胞内所有的成分和结构。

研究还表明，硒具有保护胸腺、维持淋巴细胞活性和促进抗体形成的作用，硒蛋白（Se－P）能刺激机体免疫球蛋白的产生，提高机体合成免疫球蛋白（IgG、IgM 等）的能力，促进抗体的产生；硒能增强吞噬细胞的吞噬功能，可使 T 淋巴细胞和 NK 细胞活性明显增强，促进淋巴细胞分泌淋巴因子，特别是使白细胞介素Ⅱ（IL－2）的分泌能力提高，这些因子对机体组织细胞都具有一定的保护作用。

所以，微量元素硒能有效地预防肝脏组织细胞损伤。

80　硒能预防病毒性肝炎吗？

我们知道，病毒性肝炎（包括急性、迁延性、慢性/慢性活动性病毒性肝炎）是人感染相关肝炎病毒（甲型、乙型、丙型、戊型等）后，机体免疫性和非免疫性多种因素联合作用所造成的肝细胞损伤。

硒蛋白（Se－P）具有调节体液免疫及细胞免疫功能的作用，对多种病毒有抑制作用，可以在一定程度上对病毒性肝炎发挥预防和治疗作用。

病毒性肝炎虽然主要由相关病毒感染引起，但其发病机制十分复杂，除病毒、免疫机制外，自由基、脂质过氧化反应亦是其分子病理学基础之一。

研究资料显示，低硒、自由基及脂质过氧化反应被认为是包括病毒性肝炎在内的各种肝病中肝细胞发生损伤并加重和慢性持续的原因之一。硒通过谷胱甘肽过氧化物酶家族等系列含硒酶发挥抗过氧化作用，体内血硒水平或谷胱甘肽过氧化物酶水平较高可有效地保护肝细胞膜免受损害。同时，给病毒性肝炎患者合理补硒可以促进受损肝细胞的修复和肝功能恢复。

81　硒能防治自身免疫性肝炎吗？

自身免疫性肝炎是一类以自身免疫为基础，以血中丙种球蛋白和自身抗体增高、组织学上有界面性肝炎及汇管区浆细胞浸润为特征的一种慢性肝病，女性发病多于男性（约为 4:1），由于病程绵延而极易发展为肝硬化。本病主要包括自身免疫性肝炎（AIH）、原发性胆汁性肝硬化（PBC）和原发性硬化性胆管炎（PSC）以及这三种疾病中任何两者之间的重叠综合征，常同时合并肝外自身免疫性疾病。

显然，病毒感染、乙醇、药物与毒物均不是自身免疫性肝炎的直接病因，而遗传易感是其主要发病因素，病毒感染、药物、环境等则是在遗传易感发病基础上的促发因素，病毒的分子模拟可能是其发病机制之一。

自身免疫性肝炎的病理损伤机制与全身其他器官或组织的自身免疫性疾病相一致：一方面 T 淋巴细胞介导的细胞毒作用通过释放毒性细胞因子直接破坏肝细胞；另一方面 B 淋巴细胞（抗

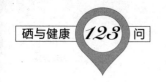

体依赖细胞）在 T 细胞的协同作用下，由浆细胞分泌大量针对肝细胞抗原的自身抗体，与肝细胞膜上的蛋白成分反应形成免疫复合物，被自然杀伤细胞通过受体识别后引起肝细胞破坏。所以，自身免疫性肝炎的肝损伤是细胞免疫和体液免疫二者共同介导的。

根据血清学中出现的抗体不同，临床上将自身免疫性肝炎分为三型，有学者将自身抗体阴性的自身免疫性肝炎列为Ⅳ型（此型与慢性隐匿性肝病的区别是其对糖皮质激素治疗有效）。

自身免疫性肝炎主要应用糖皮质激素治疗，也可使用其他一些免疫抑制剂，而硒制剂治疗可能是一个新的选择，因为硒蛋白（Se－P）具有双相调整细胞免疫与体液免疫的功能，同时微量元素硒在治疗同类疾病如自身免疫性甲状腺炎（AITD）方面已取得一定疗效。

82　硒对肝硬化有什么治疗作用？

肝脏组织细胞在经受了长期的刺激与损伤后，会导致慢性肝损伤（慢性肝病），而肝细胞的损伤及坏死必然伴随着修复的发生，修复过程中又必然会发生胶原纤维的沉积，由此形成肝纤维化（肝硬化）。其中一部分肝硬化病例可能会进一步演变发展为肝细胞型肝癌。

研究显示，当肝脏受到化学物质、缺氧后的再氧化和急慢性炎症包括病毒感染等刺激时，机体处于氧化应激状态，缺氧的细胞产生氧自由基（ROS），导致脂质过氧化物攻击细胞膜，使肝细胞发生氧化性的细胞损伤，出现多种细胞结构和功能的改变，引起细胞凋亡或坏死。这种慢性肝损伤导致机体产生一系列的修复反应，由细胞与细胞之间相互作用分泌细胞因子引起肝星形细胞（HSC）和其他产生肝细胞外基质（ECM）的细胞激活，同时脂质过氧化产物如丙二醛（MDA）和 4－羟基壬醛（4－HNE）等也可直接激活肝星形细胞。这些作用及反复的肝损伤引起星形细胞持续活化，产生大量的间质胶原（胶原纤维）和其他 ECM 成分，首先沉积于肝 Dises 间隙，并逐渐加重，最终导致全肝纤维化。

含硒酶是机体内源性抗氧化保护系统（AODS）的重要组成之一。AODS 能拮抗氧化反应基团（ROS、氧自由基等），防止氧化损伤的积累，避免氧化应激状态的出现。硒可能通过含硒的谷胱甘肽过氧化物酶（GSH－Px）家族系列酶清除自由基，保护肝细胞、枯否氏细胞和肝星形细胞免受自由基的损伤或/和激活，从而产生抗肝纤维化的效果。

临床上，常常发现肝硬化合并上消化道大出血的患者，在出血停止及微循环障碍得到纠正后，往往继发肝性脑病、腹水或腹水增多等肝功能损害加重的表现，这种现象可能与肝缺血/再灌注损伤、肝细胞缺氧/复氧损伤有关。

缺氧引起的脂质过氧化可导致人肝细胞内外 MDA（脂质过氧化的代谢产物丙二醛）含量明显增加，ALT（丙氨酸转氨酶）外释增多，ALB（白蛋白）分泌减少。肝脏中的谷胱甘肽过氧化物酶（GSH－Px）的活性对硒的摄入非常敏感，适当补充硒使 GSH－Px 增加活性，保持肝脏清除毒素的正常功能，提高肝细胞抗氧化能力，对抗自由基的攻击与损害，从而保护肝细胞超微结构及功能。研究提示，硒对肝缺血/再灌注损伤、细胞缺氧/复

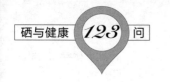

氧损伤具有一定的预防和治疗作用。

83 硒与胃病有什么关系？

　　我国人口众多，由于千百年来的饮食习惯和生活习俗，导致我国成为世界上胃病患者最多的国家。目前在我国，无论发达地区还是贫困地区，无论城市还是乡村，无论男性还是女性，绝大多数的成年人与老年人都不同程度地患有胃病，只是发病率略有高低不同而已。

　　现代医学告诉我们，胃病分为良性与恶性两类。良性病变包括各种急性或慢性胃炎、胃溃疡等，恶性病变包括各种类型胃癌及其他胃部恶性肿瘤。

　　研究提示，人体血硒水平降低，可导致免疫功能（包括体液免疫功能和细胞免疫功能）下降。细胞免疫功能下降则导致胃黏膜屏障不稳定，机体代谢过程中产生的氧自由基就会对胃黏膜造成缺血性损伤，此时嘌呤氧化酶又会在应激情况下持续升高，使胃黏膜损伤进一步加重，引发胃炎及胃与十二指肠溃疡等消化系统病变，其中部分良性病变还会演变为胃癌。

　　研究显示，机体硒水平随萎缩性胃炎、不典型增生及胃癌的病理变化程度加重而下降，硒对维持胃黏膜的完整性和稳定性具有重要作用。

　　研究证实，幽门螺杆菌（HP）感染是萎缩性胃炎及胃溃疡发生与发展的主要因素，持续 HP 感染所致胃部慢性炎症可引起胃黏膜上皮反复退化和再生，因而促进恶性转化。

　　硒蛋白（Se-P）具有调节体液免疫和细胞免疫功能的作用，

既可抵御各种致病微生物（包括 HP 等细菌）的感染，又能阻止机体细胞的 DNA 突变及细胞畸变。谷胱甘肽过氧化物酶（GSH－Px）等含硒酶则可保护机体细胞膜的完整，防止胃黏膜上皮细胞 DNA 的损伤，并促进受损 DNA 的修复，GSH－Px 还能有效地清除体内代谢过程产生的氧自由基，消除或减少自由基对胃黏膜上皮细胞的损害。所以硒对各种胃病的预防和治疗都有一定的作用。

这里，提及一种特殊的发生在胃部的黏膜相关性淋巴瘤，此种恶性淋巴瘤与幽门螺杆菌（HP）感染相关，临床上 Ⅰ 期病例的治疗只需抗 HP 治疗即可，而硒蛋白调节机体体液免疫功能和非特异性免疫功能的作用则对于抗 HP 治疗具有很好的辅助作用。

84 硒能预防与幽门螺杆菌感染相关的胃癌发生吗？

由于餐饮习惯，我国人群幽门螺杆菌（HP）感染率大约为90% 以上。医学界一致认为，HP 感染是萎缩性胃炎以及胃溃疡发生与发展的主要因素。

人体感染 HP 后，细菌主要侵及胃部，引起胃黏膜上皮细胞增殖，但并不一定致癌。持续 HP 感染所致慢性炎症可引起胃黏膜上皮反复退化和再生，由此可能诱发并促进胃黏膜上皮细胞的恶性转化。

研究认为，恶性肿瘤的形成可能与基因改变及癌基因过度表达有关，而硒在 HP 感染的患者中与多种癌基因表达存在一定的关系，由此可直接或间接地阻抑由于 HP 感染而诱发的胃黏膜上皮细胞的恶性转化。

研究显示，当胃黏膜组织感染了 HP 时，胃黏膜组织中活性氧及自由基增加，机体会应激性动员硒，使其在胃黏膜组织中含量上升，抑制癌基因表达，并促进抑癌基因表达，从而抑制胃黏膜上皮细胞增殖、癌变；当胃黏膜中硒含量降低时，对抗活性氧与自由基增加的能力随之降低，胃黏膜细胞损害增加，HP 容易定植，癌基因 ras 与 P21 等易被激活，抑癌基因易受抑制，从而促进胃黏膜上皮细胞增殖、癌变。

同时，硒蛋白（Se－P）具有调节体液免疫和细胞免疫功能的作用，既可抵御各种致病微生物（包括如 HP 等细菌）的感染，又能阻止机体细胞的 DNA 突变及细胞畸变；谷胱甘肽过氧化物酶（GSH－Px）等含硒酶则具有保护机体细胞膜的完整、防止胃黏膜上皮细胞 DNA 的损伤、促进受损 DNA 的修复的作用。GSH－Px 还能有效地清除体内代谢过程产生的活性氧与自由基，消除或减少活性氧与自由基对胃黏膜上皮细胞的损害。

关于微量元素硒的抗肿瘤作用机制，在硒与恶性肿瘤（癌症）的专题答疑中已有详细解答。

所以说，硒对幽门螺杆菌感染相关的胃癌发生具有一定的预防作用。

85 硒能预防和治疗自身免疫性胃炎吗？

自身免疫性胃炎或自体免疫性胃炎是一种器官特异性自身

免疫性疾病，与饮食习惯和幽门螺杆菌（HP）感染无关，发病因素也与一般胃炎不同。近年来，临床上此类病例报道逐渐增多。

由于自身免疫功能失调，患者体内产生自身抗体如胃壁细胞抗体（PCA），攻击胃黏膜的壁细胞，使壁细胞损伤，胃黏膜的壁细胞总数减少，富含壁细胞的胃体黏膜萎缩，胃酸分泌减少或丧失；同时内因子抗体（IFA）与内因子结合，阻碍维生素 B_{12} 吸收，导致恶性贫血（即自身免疫性贫血）。

微量元素硒具有调整和平衡机体细胞免疫功能与体液免疫功能的作用，国内外医学界使用硒制剂治疗和预防自身免疫性甲状腺炎等自身免疫性疾病已取得一定疗效，目前陆续并进一步开展了微量元素硒治疗和预防多种自身免疫性疾病的研究，相信硒制剂在治疗和预防自身免疫性胃炎方面也会取得一定疗效与成果。

86 硒能治疗和预防炎症性肠病吗？

炎症性肠病属于器官特异性自身免疫性疾病，是机体自身免疫功能失衡所致，临床上常见的有节段性肠炎与溃疡性结肠炎两种。

临床上节段性肠炎多在外科进行手术诊治，治后容易反复。溃疡性结肠炎多在内科诊治，此病病程绵延持久或断续无常，既往治疗多采用局部灌肠给药或/和全身给药，全身给药途径多为口服或/和注射，但因无特效方法，疗效欠佳，病情反复而难治，使用皮质激素或其他免疫抑制剂治疗，可取得一定短期效果，但由于长期使用这些药物的副作用较多而患者难以持续。

硒蛋白（Se-P）具有双相调节机体细胞免疫和体液免疫功

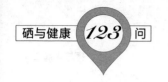

能的作用，是当前治疗自身免疫性疾病的一种新思路，在治疗和预防炎症性肠病尤其是治疗和预防溃疡性结肠炎方面会有新的发现与成果。

87 硒对呼吸道疾病有什么防治作用？

目前在我国，每年患恶性肿瘤（癌症）的人数约为 370 余万，发病率约占全球癌症发病率的 1/4，其中消化系统（包括食道、胃、肠道、肝、胆系、胰腺）的癌症约占 50%以上。就单一器官癌症发生率来看，仅肺癌就占全部癌症的 24%以上（近四分之一），所以肺癌是全球及我国发病率最高的恶性肿瘤。

微量元素硒预防和治疗恶性肿瘤的机制已在"硒与癌症"的专题答疑篇幅中进行了详细阐述。硒在肺癌的防治方面也具有一定作用，尤其在大气环境污染较严重的区域，硒清除机体内有害物质（包括各种有毒有害的金属元素与化学致癌物、活性氧和自由基等）的功能和含硒的谷胱甘肽过氧化物酶家族系列酶保护机体细胞及细胞膜的功能，均可发挥对肺癌的防治作用。

除肺癌外，呼吸道还有许多良性病变，如肺结核、各种急慢性支气管炎、间质性肺炎、哮喘、矽肺、支气管扩张症、肺气肿等。

肺结核俗称为"痨病"或"肺痨"，是一种由结核杆菌引起的传染病，我国约有一半人口感染结核菌，其中活动性肺结核患者达 500 万。全球每年约有 140 万人被结核病夺走生命，可见防治结核病是一项世界性的重大公共卫生问题。

尽管医药学界几十年来研制了多种抗结核菌药物和治疗方案，但耐药菌株不断增多，导致结核病的发病率逐渐上升。特别是合并乙肝病毒（HBV）感染的结核病患者，治疗难度加大。

硒可调整与增强机体细胞免疫功能、体液免疫功能与非特异性免疫功能。细胞免疫功能增强使结核菌对组织细胞的损伤减轻，而体液免疫功能的增强与非特异性免疫功能的增强则可抵御结核菌的入侵或加强对已入侵的结核菌的吞噬与杀伤作用。研究证实，机体体液免疫功能的增强对包括乙肝病毒在内的各型病毒性肝炎都具有一定的防治作用。

我国传染学科研究人员曾进行了亚硒酸钠联合抗结核药物治疗 HBV 感染的肺结核患者的临床实验研究，随机将 60 例 HBV 感染且乙肝表面抗原阳性的肺结核患者分为两组，一组抗结核联合亚硒酸钠制剂治疗，一组单纯抗结核治疗，结果显示，联合治疗组总有效率为 91.7%，单纯抗结核治疗组总有效率为 79.0%，联合治疗组肝损害率为 11.7%，单纯抗结核治疗组肝损害率为 25.8%。这一研究结果显示，硒制剂联合抗结核药物治疗合并乙肝病毒感染的结核病患者，既可提高结核病治愈率，又在一定程度上保护了肝脏功能，可谓"一石双鸟"之利。

哮喘是呼吸道最常见的一种病症，近年来发病率持续上升，遍及男女老少。尽管目前哮喘病的发病机制还未完全明确，但多数学者认为这是一种自身免疫性疾病，遗传、免疫、感染和环境等多种因素共同参与本病的发生与发展。

研究发现，硒与哮喘病关系密切，硒能有效预防和协助治疗哮喘病。流行病学调查发现，人群中硒摄入量愈低，哮喘病发病率愈高；临床医学研究发现，哮喘患者在补硒治疗之后，临床症状好转，咳喘减轻。当哮喘患者经过补硒治疗、血硒水平升至正常值后，发作会明显减少，其中一些患者甚至不再复发。进一步实验研究发现，机体内脂质过氧化产生的代谢产物对支气管平滑肌的影响是哮喘病的发病机制之一，含硒的谷胱甘肽过氧化物酶（GSH－Px）具有清除脂质过氧化物和抑制脂质过氧化的功能，彰显了其在防治哮喘病中的重要作用。研究人员观察发现，哮喘患者血中硒含量及 GSH－Px 活性显著低于正常对照组。

丹麦学者的一项研究显示，血清硒浓度及尿硒浓度与轻症哮喘病相关，哮喘患者血清硒浓度低于无过敏症状者，哮喘遗传性过敏症与尿硒水平显著相关。

国内学者也做了相关研究，当哮喘患者血中硒含量和谷胱甘肽过氧化物酶的活性都低于正常水平时，及时给予补硒，哮喘发作次数明显减少，肺功能亦得到改善。

哮喘是儿童常见呼吸道疾病之一，儿科医学专家在临床研究中发现，发作期哮喘患儿的血清硒含量降低，推测血硒低与哮喘发作有一定关系。研究认为，患儿体内的谷胱甘肽过氧化物酶等含硒酶可直接与支气管氧自由基结合，发挥抗氧化作用，而低硒使该作用减弱，会导致或诱发哮喘发作。

研究证实，哮喘是一种器官特异性自身免疫性疾病。低硒可使机体产生抗体的能力下降，使细胞免疫和体液免疫功能减弱，同时使体内吞噬细胞杀菌能力降低，影响网状内皮系统功能，进而诱发或加重哮喘发作。硒蛋白双相调整和增强机体细胞免疫和体液免疫的功能，对自身免疫性疾病具有一定的控制和治疗作用。

由此，国内外学者一致认为，补硒对预防和治疗哮喘发作具有很好的辅助作用。

矽肺是一种危害严重的职业病，是一种通过接触与吸入二氧化硅等粉尘引起的间质性肺病。研究发现，粉尘中的二氧化硅能启动肺泡巨噬细胞和肺组织的脂质过氧化反应，导致产生大量的脂质过氧化物，对肺泡巨噬细胞和肺组织造成损伤，形成矽肺并持续发展。谷胱甘肽过氧化物酶系列家族含硒酶与超氧化物歧化酶等抗氧化酶可清除体内脂质过氧化物与各种自由基，使体内脂质过氧化物的代谢产物丙二醛等含量下降，减少这些有害物质对机体正常组织细胞的损伤，并对肺泡巨噬细胞与正常肺组织细胞起保护作用。所以，为可引起矽肺的工作环境中的人员或为矽肺患者补硒，是一项预防和辅助治疗矽肺的重要措施。

同时研究还发现，补硒对慢性支气管炎、四氧化二氮引起的肺损伤、放射线照射后的放射性肺损伤以及其他各种原因引起的肺纤维化，都有一定的防治或延缓病情发展的作用。

88 硒对肾病综合征有防治作用吗？

引起肾病综合征的病因和发病机制十分复杂，目前医学上将其归纳为以下三点。

（1）因外源性或内源性因素激活免疫过程，引起肾小球损害。

（2）由先天性或遗传性因素引起蛋白质、脂质、碳水化合物代谢异常，以及对外源性有害物质的反应等。

（3）血液动力学因素破坏了肾小球毛细血管循环完整性。

临床上将肾病综合征分为原发性与继发性两种。前者因原发性肾小球疾病引起；后者则是继发于其他全身性疾病及因素，常见有代谢性疾病如糖尿病肾病、肾淀粉样变及结缔组织病、系统性红斑狼疮、过敏性紫癜、肿瘤、药物损伤、感染以及遗传性疾病。肾小球疾病以及后者所继发的许多全身性疾病几乎都属自身免疫性疾病或与自身免疫性疾病相关。

所以，尽管病因与发病因素复杂，但目前医学界认为，肾病综合征主要是由机体细胞免疫或体液免疫系统受损所致的自身免疫性疾病，治疗常用免疫抑制剂与皮质激素类药物，同时对相应的原发疾病进行相关治疗。

研究认为，由于机体缺硒导致自由基清除不足与聚集，从而造成肾脏细胞膜的损伤与修复障碍，这是影响肾病的一项重要因素。

硒蛋白（Se－P）所具有的双相调节细胞免疫与体液免疫的作用是防治自身免疫性疾病的新亮点。同时研究资料证实，硒可以减轻药物尤其是化学药物对肾脏的毒性反应，增强机体抗感染能力，清除机体内有害金属元素与毒物，对动脉硬化及高血脂、高血压等心脑血管疾病具有防治作用，对糖尿病等代谢性疾病及其一系列并发症也都有一定辅助防治作用，显示了微量元素硒对肾脏组织细胞具有很好的保护作用。

所以，给肾病综合征患者适当补硒是一项有益的防治措施。

89 硒与前列腺疾病有什么密切关系？

前列腺疾病是成年男性，尤其是中老年男性的常见疾病，主要包括前列腺炎（急性与慢性、细菌感染与非细菌感染、特异性与非特异性）、前列腺增生（前列腺肥大）及前列腺癌三种疾病。除前列腺炎主要病因为病原体感染外，其他发病机制尽管十分复杂，但有一项共识是：与机体内雄性激素状态相关。

当前列腺发生病变时，机体血清中会出现一种前列腺特异性抗原（PSA），这是一种由前列腺腺体和导管上皮细胞分泌产生的糖蛋白，属于一种具有组织特异性的有糜蛋白样作用的丝氨酸蛋白酶族，具有分解精液中的主要胶状蛋白与稀释精液的作用，影响男性的生育能力。正常情况下，PSA 直接分泌到前列腺导管系统内，而导管系统周围存在血与上皮屏障，避免其进入血液中，使血液中 PSA 维持在低浓度水平（＜4ng/mL）。当发生前列腺疾病或前列腺受刺激时，PSA 均会因血上皮屏障受损而出现血浓度升高，但临时刺激或急性病变消除后一个月即可恢复正常。慢性病变（包括前列腺增生肥大）与前列腺癌则不然，尤其是前列腺癌患者，血清 PSA 指数随病变发展而持续升高。

美国研究人员发现，PSA 阳性但活组织切片癌细胞阴性的慢性前列腺疾病患者，5 年后发展为前列腺癌的风险极大。研究发现，这些患者体内的含硒酶硫氧还蛋白还原酶（TR）与谷胱甘肽过氧化物酶（GSH－Px）活性随机体血清硒水平增加而增加。给这些癌前病变患者补硒 6 个月后，大约 66% 的患者 TR 活性增加了 80%。研究证实 TR 是具有多种生物学活性的硒蛋白酶，在调控机体癌细胞生长与凋亡中发挥重要作用。一项预防医学实验显示，硒可以使前列腺癌发生率降低 50%，硒不仅抑制癌细胞增殖和诱导癌细胞凋亡，还可显著减少雄性激素信号的发出与接受，间接影响前列腺癌细胞中的基因表达，同时影响 PSA 指数水平。美国医学杂志《前列腺》发表论文指出，甲基硒代半胱氨酸明显地抑制雄性激素敏感的前列腺癌细胞生长，大大地降低实验动物前列腺肿瘤组织中受体表达和 PSA 水平，预示前列腺癌的发生风险随之降低。

我国科研人员研究认为，硒最重要的作用是能抑制雄性激素受体的信号通路，能在信使核糖核酸（mRNA）水平和蛋白水平上减少雄性激素受体的表达，诱导癌细胞凋亡；硒对前列腺癌的抑制作用还体现在能改变抑癌基因处于关闭失活的甲基化状态，以及能抑制细胞周期和肿瘤血管形成等。

还有研究指出,一种硒化物可以通过提高半胱氨酸蛋白酶活性降低机体细胞内 B 淋巴细胞瘤/白血病 –2 基因(bcl–2 基因)蛋白表达,而 bcl–2 是一种能阻止癌细胞凋亡的基因。

流行病学资料显示,低硒地区的前列腺疾病发病率远高于高硒或富硒地区。欧美等国家研究资料显示,每天适量补硒可以大大降低癌症总发病率及死亡率,尤其前列腺癌发病率及死亡率下降最明显。

所以,为慢性前列腺疾病患者、前列腺癌前病变患者、前列腺癌高危人群(特别是有家族史的人群)、雄性激素水平较高人群、有烟酒等不良嗜好人群或已确诊为前列腺癌的患者科学合理地强化补硒,是一项十分有益的工作。

对于细菌或其他病原微生物引起的前列腺炎,硒蛋白的双相调节机体体液免疫与细胞免疫功能的作用以及含硒的谷胱甘肽过氧化物酶家族系列酶对机体细胞与细胞膜的保护作用等,均能发挥一定的预防和辅助治疗作用。

90 硒与女性健康有什么特殊关系?

乳腺、卵巢、子宫病变是危害女性健康的常见疾病,其中最多见的有乳腺增生、乳腺癌、卵巢癌、子宫颈糜烂、子宫颈癌、子宫内膜癌等。统计学资料显示,乳腺癌与子宫颈癌已成为严重威胁女性健康和生命的两大"杀手"。

流行病学调查发现,乳腺癌与硒有一定相关性:在低硒地区人群中,乳腺癌发病率较高,而生活在富硒或高硒地区的女性,乳腺癌、卵巢癌、子宫颈癌及子宫内膜癌的发病率均较低。

当前，中青年妇女乳腺增生的发病率高达 50%～80%，其中约有 2%～6%的病例可以发生癌变。研究提示，缺硒会使乳腺增生的发生率增加。云南省昆明市中医院医生给乳腺增生患者每日服硒酵母 100μg 并配合中药治疗，收到良好效果。

南京医科大学的实验研究显示，硒化物浓度越高，抑制癌细胞增殖的作用越强。研究人员把由低到高不同浓度的亚硒酸钠溶液作用于人乳腺癌细胞模型株，结果发现癌细胞的存活率呈现由高到低的走势（98%→65%），说明硒对乳腺癌细胞增殖具有抑制作用，且抑制作用随浓度增加而增强。

美国学者研究证实，硒可以增强人乳腺癌细胞中的紧密连接，增强人乳腺癌细胞的跨上皮细胞电阻，降低细胞旁路通透性，逆转卵巢分泌的 17－β－雌二醇的作用，通过建立内皮细胞屏障，显著降低乳腺癌细胞入侵，明显降低 17－β－雌二醇诱导的乳腺癌细胞的活性。

实验研究还发现，硒可以抑制乳腺癌中微脉管基因的表达，增加硒摄入可以显著降低乳腺癌肿瘤内的微脉管密度，而微脉管密度的降低预示肿瘤侵袭与转移的机会减少。研究同时发现，补硒使血管内皮生长因子表达水平显著降低，这是一种在体内可以诱导血管新生的特异生长因子，因为肿瘤组织生长必须依靠新形成的血管提供足够的氧气和营养物质，所以血管内皮生长因子表达降低意味着肿瘤组织内新生血管成长受阻，肿瘤细胞生长也就受到抑制。

动物实验还发现硒对肿瘤细胞的凋亡起作用，且作用随剂量与持续时间增加而增强。

研究发现，硒与卵巢癌发生显著相关。文献报道，在 87%的扩散卵巢肿瘤中有"硒结合蛋白 1"减少现象。硒可以阻断雄性激素途径，在正常卵巢上皮细胞中，"硒结合蛋白 1"水平是被雄性激素降低、被硒所提高的，但在癌细胞中反应相反，硒/雄性激素途径失常。

基础医学与临床医学均证实，子宫颈癌与人乳头瘤病毒（HPV）感染密切相关。硒蛋白具有调整和增强机体体液免疫与细胞免疫的功能，具有显著的抗病毒感染的作用；含硒的谷胱甘肽过氧化物酶家族系列酶对子宫颈糜烂的子宫颈组织细胞具有修复与保护作用，也有预防子宫颈癌发生的作用。

所以，科学合理补硒，尤其是给具有癌前病变的女性补硒，是防治女性乳腺增生、乳腺癌、卵巢癌、子宫颈糜烂、子宫颈癌、子宫内膜癌等疾病的有益措施。

91 皮肤病的病因和发病因素有哪些？

皮肤是人体最大的器官，皮肤具有完美的生理保护功能，是人体的第一道生理防线；皮肤不仅具有屏障作用，还具有感觉作用、调节体温作用、吸收作用、分泌和排泄作用。

皮肤病是皮肤（包括毛发和指甲）受到内外因素的影响后，其形态、结构与功能发生变化，产生病理过程，并相应地产生各种临床症状。皮肤病种类复杂，多达 1000 余种，发病率高，系多发病与常见病，且随着自然环境与社会环境的变化，发病率在逐年增加。皮肤病的病因及发病因素较多，可总结概括如下。

首先是生理因素（占 30%），作为机体的第一道生理防线，皮肤组织时刻参与着机体的各种功能活动，维持机体和自然环境的对立统一，机体的任何异常情况都可以在皮肤表面反映出来。

二是疾病因素（占 30%），很多皮肤病实质上是内脏疾病的外在表现，例如银屑病、白癜风、红斑狼疮、过敏性瘙痒、内脏癌症的皮肤表现等，并与遗传、细胞分裂异常、致病微生物感染及其毒素作用、新陈代谢障碍、免疫功能失衡、内分泌紊乱、自由基与脂质过氧化物清除不足，甚至精神与神经系统的病理变化有着直接或间接的关系。许多皮肤病如银屑病、白癜风、红斑狼疮等实际上均为器官非特异性自身免疫性疾病。

三是环境因素（占 25%），包括机械性损伤（摩擦、外伤等）、物理性因素（冻烫伤、日晒、射线辐射等）、化学性因素（染料、化工原料等）、生物性因素（细菌、病毒、螺旋体、真菌、某些动植物等）。

四是其他因素（占 15%），包括年龄、性别、季节、气候、食宿及生活习惯等。

在常规与传统的分类中，皮肤病分为两大类，包括先天性（家族性、遗传性）与后天性（获得性）。在后天性（获得性）皮肤病中，外因主要有机械性、物理性、化学性、生物性因素等，其中生物性因素（即各种微生物的入侵及感染）与化学及物理因素最常见。内因主要是免疫功能失衡、机体代谢障碍及内分泌紊乱、细胞分裂异常、致病微生物毒素与自由基毒素清除不足、精神与神经系统的生理与病理变化等，其中自身免疫功能失衡和自由基及致病微生物毒素清除不足十分重要，这也是许多皮肤病成为自身免疫性疾病的重要原因。

92 常见皮肤病目前有哪些治疗模式？

目前，国内医学界治疗常见皮肤病（不包括皮肤恶性肿瘤）

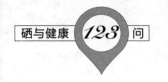

有外治和内治两种方式。

外治包括外敷药物与外科治疗，其中外敷药物有水剂、霜剂、乳剂、油剂、粉剂、软膏等，所含药物类型有激素类药物、抗病毒类药物、抗细菌类（抗菌素）药物、抗真菌类药物、杀虫类药物、消毒/攻毒类药物、收敛类药物、中药类药物。外科治疗包括手术治疗与非手术治疗，非手术治疗有激光、冷冻、电灼等治疗方法。

内治包括口服、肌内注射、皮下注射、静脉注射/滴注药物等方法，所用药物主要有激素类药物、抗病毒类药物、抗细菌类（抗菌素）药物、抗真菌类药物、抗过敏药物、维生素类药物等，同时，还配合对症治疗方法（止痛、镇静、退热、利尿等），中医则通过辨证施治用药。

93　对皮肤病目前治疗状况如何评价？

因为皮肤病种类繁多、病因各异，许多病例病程持久且顽固难治，尽管采用多种治疗方法，但总体疗效并不乐观。

一般外敷药多数治标不治本（因为很多皮肤病是机体内脏疾病在皮肤上的反应）。许多急性皮肤病短期疗效尚可，但治后易反复。多数慢性皮肤病疗效尚差，许多病例经久不愈。

作为免疫抑制剂，皮肤病治疗中激素使用最多，但是存在许多问题，如：对于免疫失衡，激素只发挥单相抑制作用而非双相调节作用，故停药后易反复；慢性皮肤病长期使用激素，会产生一系列不良反应，致使许多患者无法坚持使用；部分合并有其他疾病的患者可能不宜全身使用激素；长期使用激素可诱发或促进细菌及真菌等微生物的感染（全身或局部）。

目前抗病毒药物品种少、抗病毒谱窄，虽然有些中药可能具有抗病毒效果，但目前尚缺乏确切的实验研究资料。

治疗真菌感染一般疗程较长，而抗真菌药物毒副作用较大，长期使用会损伤肝肾功能，甚至有致畸、致癌作用。

除少数确切的因某种维生素缺乏所致皮肤病外，多数维生素治疗皮肤病的疗效并不明确。

中医通过辨证施治对许多皮肤病具有一定疗效，只是治病疗程和周期一般较长，而且也存在治后易反复的难题。

近年来，国外医学界应用微量元素尤其是微量元素硒治疗皮肤病取得较好疗效，但国内医学界有关微量元素治疗皮肤病的信息和内容以及相关临床资料却较少，值得国内皮肤科学者借鉴。

94 硒在皮肤病防治中有什么作用？

硒蛋白（Se-P）具有机体细胞免疫和体液免疫的双相调节作用，并在调节的基础上适度增强机体的细胞免疫和体液免疫功能，所以硒对自身免疫性疾病和因机体免疫失衡（包括变态反应）引起的疾病具有预防和治疗作用。皮肤病尽管病因复杂，但医学界学者的一致共识是：绝大多数皮肤病与机体免疫功能失调有关。因此，调整失衡的机体免疫功能是预防和治疗绝大多数皮肤病的关键和有效方法。临床上常见的许多非感染性皮肤病如银屑病、白癜风、神经性皮炎、湿疹、系统性红斑狼疮、皮肌炎等都属器官非特异性自身免疫性疾病。

　　体液免疫功能的增强可抵御细菌、真菌、病毒、螺旋体等微生物的入侵与感染，对感染性皮肤病具有很好的预防作用，并能增加抗菌药物对感染性皮肤病的抗菌治疗效果。

　　硒蛋白作为"天然解毒剂"和"抗诱变剂"，不仅能有效地排出体内的有害金属元素和化合物，还能清除细菌、真菌等微生物在体内产生的毒素，避免这些有害物质损害皮肤引起皮肤病。

　　含硒的谷胱甘肽过氧化物酶等家族系列抗氧化酶既保护皮肤组织的细胞膜不受自由基及脂质过氧化物的损伤，又能有效地清除自由基、脂质过氧化物及各种有害毒素。

　　机体细胞免疫功能的增强可抑制正常细胞突变或分裂异常，从而保护皮肤组织细胞的正常形态和功能。

　　硒还是机体脱碘酶的必需组分，硒具有拟胰岛素样作用，所以硒参与并影响机体代谢和内分泌活动，而机体代谢与内分泌紊乱是许多皮肤病的重要病因。

　　硒具有一定的抗肿瘤作用（硒抗肿瘤作用的机制已在"硒与恶性肿瘤"的系列答疑中阐述），所以硒在皮肤恶性肿瘤的预防和治疗中具有一定作用；硒还能减少及预防各种恶性肿瘤因放疗或化疗所造成的皮肤不良反应与损害。

95　国外有哪些硒防治皮肤病的典型研究资料？

　　汇总国外部分硒治疗皮肤病的典型研究资料，主要有以下几方面内容。

（1）紫外线诱导皮肤产生过多的活性氧簇，造成皮肤损伤。使用亚硒酸钠预孵化成纤维细胞后，可显著减轻紫外线辐射引起的脱氧核糖核酸（DNA）损伤，其机制是硒增加了谷胱甘肽过氧化物酶（GSH－Px）的活性，GSH－Px 发挥了对组织细胞与细胞膜的保护作用。研究认为，GSH－Px 可清除紫外线照射皮肤后产生的过多活性氧簇，保护细胞和细胞器的膜免受氧化应激损害，调节紫外线照射诱发的皮肤免疫抑制，增加皮肤免疫系统中重要的抗原递呈细胞朗格汉斯细胞（LC）的数量。

（2）研究发现，银屑病患者的血清硒水平显著降低，且病程超过 3 年者血清硒水平与疾病的严重程度呈负相关；机体内含硒的抗氧化酶含量降低，可导致脂质过氧化物在皮肤局部堆积，表皮过氧化氢聚集，发生的氧化应激反应导致黑色素细胞死亡，是白癜风发生的原因之一。GSH－Px 可清除机体内与皮肤组织中过多的过氧化物，维持体内氧化与抗氧化系统的平衡。

（3）在青年人的炎性痤疮病程中，血硒或 GSH－Px 值减低。瑞典学者给患者每天服用亚硒酸纳 400μg 及维生素 E20mg，1 个疗程 6～12 周，疗效显著。研究显示：痤疮患者对微量元素硒及锌的缺乏特别敏感；GSH－Px 可能使白三烯（一种体内含量虽微但生理活性很高的物质，是某些变态反应、炎症以及心血管疾病中的化学介质）的产生减少；硒具有非特异性抗炎与调整免疫功能的作用。

96 硒在银屑病的治疗中发挥什么作用？

银屑病俗称牛皮癣，是一种十分常见的慢性炎症性皮肤病，非传染病，青壮年发病率较高，男性多于女性，冬春季节易加重或反复。

虽然目前银屑病的病因和发病机制尚未完全明确，但多数学者认为，该病与遗传、感染、免疫功能失衡与异常、新陈代谢障碍、内分泌功能紊乱等因素有关。有学者研究指出，银屑病是一种在多基因遗传背景下由 T 淋巴细胞介导的非特异性炎症性自身免疫性疾病。

许多研究证实，机体缺硒是银屑病的病因和发病因素之一。研究人员为银屑病患者测定血硒水平，结果发现硒水平与银屑病呈负相关关系，同时发现，在疾病进行期、静止期、退行期三个不同时期，血硒浓度不同，通过这种变化观察到银屑病发病过程中硒被消耗，且又随时调动机体硒库的储备硒以补充机体所需的现象，彰显了硒在银屑病发生发展与转归过程中的重要作用。

研究发现，银屑病患者体内的谷胱甘肽过氧化物酶（GSH－Px）和超氧化物歧化酶（SOD）活性低于正常人，而过氧化脂质（LPO）值明显高于正常人，说明银屑病患者机体防御自由基损伤的能力下降，导致皮肤组织细胞膜结构和功能改变。由此推测，缺硒可能是银屑病发病的重要因素之一，低硒状态参与了银屑病的发病过程。

研究人员进行了一项硒制剂联合维生素 E 治疗寻常型银屑病的临床实验研究，发现单纯补充维生素 E 的对照组银屑病患者血硒水平与 GSH－Px 无改变，只有 LPO 略下降，临床症状有一定改善，而补硒联合补维生素 E 的实验组银屑病患者血硒值升高，GSH－Px 活性增强，LPO 值显著下降，临床症状明显改善。实验结果提示：为银屑病患者适量补充硒并配合补充维生素 E，可作为银屑病一种有效的辅助治疗方法。

研究表明，在银屑病的发病过程中，花生四烯酸代谢异常以及皮肤组织中过量的脂质过氧化物的存在起着重要的作用，脂质过氧化物对银屑病患者皮肤损伤的发生发展产生重要影响。GSH－Px 参与机体花生四烯酸的代谢，又具有清除脂质过氧化物等自由基的作用，还可保护组织细胞膜免受脂质过氧化物等自由基的攻击与损害。所以，为银屑病患者补硒，提高血硒水平与GSH－Px 等抗过氧化物酶活性，是治疗银屑病和预防银屑病复发的重要措施。

研究发现，皮肤组织对硒的吸收和利用存在一定的屏障作用，医学上称之为"血－皮肤屏障"。为了克服这一屏障，增加皮肤硒水平，在口服硒制剂补硒的同时，给予硒制剂（含硒霜剂或溶液）在病变处外用，可取得更好治疗效果。

97 硒与关节炎有什么关系？

关节炎是常见病，我国约有一亿以上关节炎患者。关节炎病因复杂，主要与炎症、感染、代谢紊乱、自身免疫功能失衡、创伤、老年退行性变化以及生活环境、生活习惯等因素有关。临床上，除了少数是由急性炎症或感染与急性创伤导致的急性病变外，绝大多数为慢性关节炎病变，表现为病程缠绵、反复发作、疗效欠佳，甚可导致患者永久性关节功能丧失。关节炎种类很多，临床常见慢性关节炎有慢性风湿性关节炎、类风湿性关节炎、痛风性关节炎、强直性脊柱炎、骨关节炎（退行性关节炎）等；常见急性关节炎有感染性关节炎（包括急性化脓性关节炎）、急性风湿性关节炎等。

归纳关节炎的病因和致病因素可以看到，绝大多数的关节炎与自身免疫功能失调有关，如类风湿性关节炎与痛风性关节炎均属自身免疫性疾病。此外，许多关节炎与细菌感染有关，而风湿性关节炎则是由于细菌感染后其毒素引发的机体发生变态反应，所以也属自身免疫性疾病。

既往对于感染性关节炎多采用抗菌素治疗，急性期效果较好，慢性期效果不佳。对于免疫失调或变态反应所致关节炎则多采用皮质激素治疗，但长期使用皮质激素不良反应较多，且病情好转后易反复，其他免疫抑制剂均因不良反应多而在临床上难以广泛使用。

硒蛋白（Se-P）具有双相调整机体免疫功能的作用，对于抵御细菌感染、调节自身免疫功能失衡有一定作用，对于诸如类风湿性关节炎、痛风性关节炎及风湿性关节炎和某些感染性关节炎应有一定防治作用。硒还通过含硒的谷胱甘肽过氧化物酶（GSH-Px）系列家族酶产生清除机体自由基与保护细胞膜的作用，从而达到抗炎与消肿等治疗效果。

研究发现，关节炎患者血清中硒水平均显著低于健康人。解放军空军总医院通过服用硒制剂治疗数千例风湿性关节炎与类风湿性关节炎患者，疗效十分显著。

98　硒与骨质疏松症有什么关系？

提到骨质疏松症，尤其是老年人骨质疏松症，大家都会想到要补钙，还能想到要同时补充维生素 D，甚至想到要多晒太阳。但是，有一个事实却是：尽管这些措施都做了，补来补去机体还是缺钙，这是为什么呢？

研究发现，由于现代工业化的蓬勃发展，开拓了无数冶金与金属制造业，各种金属制品层出不穷。其中，有许多金属元素对人体与生物体是有害的，比如铅、镉、汞等等，尤其是铅，无论在各行各业的生产制造还是日常生活中，使用都非常普遍，但是其对人体的伤害也非常大。调查显示，我国国民不同人群中，体内存在不同程度的铅超标，某些地区甚至很严重。

生物化学研究证实，许多元素之间存在拮抗或协同作用，而铅和钙在肠道吸收过程中具有明显的竞争性拮抗作用。

我们知道，在化学元素周期表中，金属元素都带正电荷。钙是一种金属元素，是人体必需宏量元素中的生命无机元素之一，而铅是有害金属元素。人体不能缺钙，在新陈代谢中每天每时都有一定量的钙从体内排泄，所以人体需要不断从外界摄入钙，使其保持平衡。研究证实，人体是通过肠道吸收钙的。当体内铅超标时，大量的带有正电荷的铅离子遍布身体各处，肠道黏膜也毫无例外地聚集了大量的铅离子，根据电荷同性相斥的原理，肠道黏膜聚集的铅便阻碍了钙的吸收。同时研究还发现，人体交感神经节对肠道钙的吸收具有一定作用，而铅对体内乙酰胆碱的释放具有抑制作用，并由此抑制了交感神经节对钙的吸收作用。所以说营养学家常说："补钙不排铅，等于白花钱。"

研究发现，带负电荷的硒元素则具有很好的排铅作用。在体内，带负电荷的硒蛋白与带正电荷的铅离子相吸引并牢固结合为金属铅与硒蛋白的复合物排出体外。生物化学研究也证实，硒与铅具有完全的拮抗作用。

钙与硒虽然所带电荷不同，但在生物进化与活动过程中，已形成固定的协同关系，二者在正常限定量的范围内是产生相互协同作用的，但当其中一方出现过量时，会在自然界的生物体中看到引人注意的一些相互影响或拮抗现象。

所以，在预防和治疗骨质疏松症时，除了合理补钙与维生素 D，同时适当接受紫外线照射外，不要忘记合理补硒。

当然，骨质疏松症的原因是多方面的，防治方法也不是单一的，但长期营养不平衡与钙摄入不足仍是大家公认的关键因素。

99 硒对白内障有什么预防作用？

眼睛是人体的重要感觉器官之一，眼病不仅能引起患者视力障碍，严重的眼病可使人失明。据相关医学统计，白内障是发病率最高的眼病之一，目前全世界约有盲人 2800 万，其中因白内障致盲者达 40%以上。

研究显示，眼睛晶状体的氧化损伤存在于白内障缓慢的形成与发展过程中，机体内新陈代谢产物与外界因素作用于晶状体，产生大量自由基和脂质过氧化产物，促使晶状体蛋白质发生氧化交联，造成晶状体蛋白的折光系改变，导致晶状体混浊，形成白内障。

我国蔡求因等学者研究了缺硒与缺维生素 E 的大鼠眼睛晶状体某些酶活性、自由基和过氧化物含量以及晶状体的形态学改变，结果表明：缺硒使大鼠晶状体谷胱甘肽过氧化物酶（GSH-Px）活性显著下降，自由基含量显著升高；晶状体 GSH-Px 活性与血液红细胞硒水平呈显著的正相关，晶状体自由基含量与红细胞硒水平及晶状体 GSH-Px 活性均呈显著的负相关。经紫外线照射诱发晶状体产生自由基，发现缺硒大鼠晶状体自由基显著地高于不缺硒的大鼠。同时发现，维生素 E 缺乏使晶状体超氧化物歧化酶（SOD）和谷胱甘肽还原酶（GSSG-R）活性显著下降，并使缺硒大鼠晶状体 GSH-Px 活性进一步下降。实验研究证实，硒与维生素 E 缺乏均导致晶状体丙二醛（MDA）含量显著增高，并出现早期的形态学改变。最终结论是：硒与维生素 E 缺乏导致大鼠晶状体抗氧化能力下降、自由基产生增加及脂质过氧化作用加强，与白内障的发生有密切关系。而在正常晶状体内存在有多种抗氧化酶及非酶的抗氧化物质如谷胱甘肽过氧化物酶（GSH-Px）、谷胱甘肽、维生素 E 等，可以消除活性氧及自由基对晶状体的氧化损伤，防止白内障发生。

人体内缺硒可以使 GSH-Px 的活性下降。临床研究发现，随着年龄增加，人体内血清硒的含量下降，而患有白内障的老年人血清硒下降更为明显。研究还发现，白内障患者的晶状体中硒含量仅为正常人的 1/6 左右。

研究认为，硒与维生素 E 缺乏可能是通过不同途径对晶状体产生影响的：缺硒使晶状体 GSH-Px 活性降低、自由基产生增多、MDA 含量增加；而缺维生素 E 使晶状体 SOD 和 GSSG-R 活性降低、MDA 含量增加。所以，缺硒与缺维生素 E 均可导致白内障的发生与发展。

赵冰等学者临床观察研究硒对老年性白内障患者视力的影响，治疗组患者每日服硒 100μg，对照组患者不服硒，共观察 3～6 个月。结果：治疗组患者血硒含量比对照组明显增高；治疗组视力增进 2 行或以上者的构成比明显高于对照组。结论：硒能有效改善早期老年性白内障患者的视力。

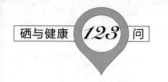

100 硒对青少年近视眼有什么防治作用？

近年来发现，青少年近视眼的发生率逐渐升高，尤其是少儿近视与弱视的患者群越来越多。

我国李贵升等学者对 2434 例视力不好（近视为主）的 7～15 岁少年儿童进行临床观察，发现他（她）们血硒值和尿硒值均低于正常值，经过一年的补硒治疗，他（她）们的视力得到不同程度的提高，有效率达到 86%以上，其中显效 12%以上。

众所周知，鹰是世界上视力最敏锐的动物之一，能从数千米的高空中看到地面上活动的小动物，并在高速俯冲下准确捕捉之。研究发现，鹰的眼组织中硒含量极其丰富，高出人眼 100 多倍。对人体来说，人体眼球内含硒量也较高，尤其虹膜及晶状体的含硒量更为丰富。文献资料显示，微量元素硒不足是视力不好的原因之一。研究表明，体内的硒含量增高时能提高视力，反之，视力会明显下降。

研究证实，硒能催化并消除机体内对眼睛有害的自由基物质，保护眼睛细胞膜的完整。同时，硒在体内还可调节维生素 A 的吸收与消耗，硒缺乏必然会引起维生素 A 的代谢紊乱与缺乏，而维生素 A 是人眼睛不可缺少的物质，直接参与视网膜内紫红质的形成。

人体每日硒的摄入量受食物含硒量的影响，如果食物中含铅、镉、汞、砷等有害元素过多，可干扰硒的吸收及生物学效应，而少年儿童血硒的含量一般比成年人低，且 60%分布在红细胞内，40%分布在血浆中，所以，少年儿童眼球内含硒量相对不足。如果少年儿童不注意调节光线而长时间看书、看电视与手机屏幕，会引起眼肌过度疲劳，虹膜及晶状体的硒消耗过多，体内的硒含量降低且得不到及时补充，很容易导致视力下降。又因眼肌调节紧张和痉挛、双眼球持续内聚引起眼外肌紧张压迫眼球，致使眼睛的轴长变化，视物成像不能到视网膜上，引起视力下降。

因此，在少年儿童时期除应注意保护好视力外，适当补硒对预防和治疗以近视与弱视为主的少儿视力下降具有一定的作用。

101 硒对眼底视网膜病变有什么防治作用？

眼底视网膜病变原因很多，近年来随着高血压、动脉硬化、糖尿病等疾病发病率的增加以及光电视频的过度使用，视网膜病变的发生率在逐渐增加。

高血压、动脉硬化导致的眼底血管改变和心（脑）血管病变的机制相似（已在心脑血管疾病答疑中阐述），缺硒是其发病因素之一，补硒具有一定的预防和治疗作用。

微量元素硒的抗氧化生物学功能对光电视频对眼睛的损害具有一定保护作用，补硒能够提高机体硒蛋白（Se－P）水平和谷胱甘肽过氧化物酶（GSH－Px）活性，从而提升机体抗氧化损伤的能力，减轻光电视频对眼睛的伤害。

糖尿病的并发症之一是引起眼底视网膜病变，所以有效地防治糖尿病是防治这类视网膜病变的关键。研究发现，硒与胰岛素关系密切，Se－P 影响胰岛素的代谢：Se－P 通过典型的信号肽诱导细胞分泌蛋白质，对胰岛 β 细胞的分泌也具有诱导作用，硒缺乏可引起实验动物胰岛 β 细胞分泌功能减低。同时研究发现，硒具有拟胰岛素作用。作为拟胰岛素样物质，硒的降血糖机制与

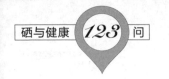

胰岛素不完全相同：在肌肉组织中硒能够增强同化或异化反应通道，促进葡萄糖的分解和转运，但不能促进葡萄糖转化为糖原的形式，而胰岛素能够直接促进和刺激肌肉内糖原的合成。研究表明，硒是通过激活胰岛素信号放大来发挥其拟胰岛素作用的。硒可增强与胰岛素及其他生长因子有密切关系的促分裂素原活化蛋白激酶（MAP 激酶）活性，而且可直接调控 MAP 激酶途径。硒能刺激脂肪细胞膜上葡萄糖载体的转运过程，提高环磷酸腺苷（cAMP）磷酸二酯酶的活性；硒能增强胰岛素对脂肪细胞内葡萄糖氧化的促进作用。研究证实，2 型糖尿病患者体内自由基升高，其抗自由基损伤系统又存在先天的薄弱环节，在低硒状态下 GSH－Px 活性降低，使合成多肽类激素的内质网中自由基排出受阻，自由基即可在原位直接攻击并损害内质网膜结构，从而破坏胰岛细胞，并可使胰岛素受体破坏或减少，引发糖尿病。

补硒增加体内 GSH－Px 活性，加强机体和胰腺组织的抗氧化与清除自由基作用，防止或减少糖尿病的发生，对预防糖尿病引发的眼底视网膜病变具有一定作用。

所以，微量元素硒对于导致眼底视网膜病变的许多原发疾病具有一定防治作用，而含硒的 GSH－Px 家族系列酶对视网膜部位组织细胞的抗氧化防御保护作用正是防治视网膜病变发生发展的重要因素。

102 硒与男性生殖系统功能有什么关系？

医学统计资料显示，在不育不孕中，男性单独原因比例为 20%，男女双方共同原因比例为 27%。其中男性单独原因中，除了性器官发育异常、精索静脉曲张、生殖管道阻塞、内分泌失衡以及遗传因素等，还有感染因素、有害金属元素损伤、与生殖相关的必需微量元素缺乏或过量等，而生殖系统自身免疫性疾病也是一项重要的病因。

研究显示，锌对睾丸的发育、精子的生成与活力有重要作用，其他必需微量元素铁、锰、碘、铜、镁、钼、钴等，均对睾丸及精子的发育与功能有重要作用。这些元素无论缺乏与过量，都会影响正常的生殖功能。微量元素硒与男性生殖系统功能的关系则是近年来重点研究的课题。

研究发现，睾丸与前列腺含硒均较高，硒在男性体内约25%～40%集中在生殖系统，硒的生物学功能主要通过硒蛋白与含硒酶来表达。精液硒主要来于前列腺和精囊，小部分存在于精子中。精液硒水平与精子生成及密度相关，缺硒导致精子生成障碍，精液硒值较高（0.5～0.8μmol/L）时，精子活力和受孕率最高。精子细胞含有大量的不饱和脂肪酸，易受精液中存在的氧自由基攻击，诱发脂质过氧化，从而损伤精子细胞膜，使精子DNA遭受氧化性损伤，精子质量和活力下降，甚至功能丧失或者精子高死亡率，造成不育。

含硒酶主要发挥抗氧化作用，对精子发育和功能具有保护作用，其中谷胱甘肽过氧化物酶（GSH-Px）、磷脂氢谷胱甘肽过氧化物酶（PHG-Px）、精核谷胱甘肽过氧化物酶（SNG-Px）、硫氧还蛋白还原酶（TR）和谷胱甘肽 S-转移酶（GSTs）分别发挥各自的抗氧化作用和对精子功能与形态的保护作用。GSH-Px主要清除氧自由基，抑制脂质过氧化，保护精子细胞膜及精子DNA，从而保护精子的正常生成和活力与功能。

硒蛋白的作用是激活与调整体液免疫系统，增强 B 淋巴细

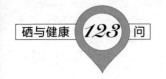

胞与浆细胞的功能，提高红细胞的携氧能力，抵御或减少生殖系统感染的发生，调整机体细胞免疫功能和体液免疫功能，预防和治疗自身免疫性疾病导致的男性不育，研究发现男性抗精子抗体（AsAb）在自身免疫性不育的男性中阳性率升高。硒蛋白是许多重金属的天然解毒剂，能防止与拮抗环境中有害金属元素（尤其是镉）以及其他体内超量的必需微量金属元素对睾丸的伤害，避免或减少这些金属元素对精子的毒性作用。精子线粒体外膜上的硒蛋白可防止细胞膜上的脂质过氧化反应，对细胞膜及线粒体有保护作用，若细胞膜受到损害，则影响 DNA 复制及 RNA 转录，从而影响蛋白质、黏多糖及酶的合成，最终影响精子的生成。

除了含硒酶和硒蛋白对男性生殖系统的保护作用外，硒还具有特别的非抗氧化功能。研究认为，硒与锌一样，能影响男性内分泌功能。研究证实，硒参与睾酮的生物合成，缺硒会使男性性激素分泌减少、睾丸缩小、性功能低下，同时影响精子的生成与成熟。

103　硒与女性不孕及自然流产有什么关系？

在不孕不育中，女性单独原因比例为 38%，超过男性单独原因（20%）近一倍。女性不孕原因很多，有来自生活中的不利因素导致者，有性器官先天发育异常或畸形以及因继发病变导致异常者，有急慢性感染因素、内分泌因素、遗传异常、有害金属元素的损伤以及与生殖相关的必需微量元素的缺乏或过量所导致者等等。

近年来，免疫失衡引起的自身免疫性疾病与女性不孕及自然流产的相关研究越来越引起人们的关注。研究发现，女性体内存在五种自身免疫性抗体，与不孕及自然流产密切相关。临床上检测和观察分析女性不孕及自然流产患者与这些自身免疫性抗体的关系，可为自身免疫性不孕与自然流产患者提供很好的诊治依据。

生殖免疫学研究发现，精子对于女性属于同种异体抗原，能诱发女性产生抗精子抗体（AsAb）。AsAb 不但能抑制精子穿过宫颈黏液，抑制精子功能及顶体反应，减少精子存活率而降低受孕能力，而且还可以活化巨噬细胞，干扰受精卵的植入与着床而导致流产与不孕。研究发现，AsAb 在原发性不孕女性中阳性率增加，在人流后不孕、自然流产女性与反复生殖道的损伤和感染以及女性在这些疾患时频繁进行性生活时阳性率增加，这是因为作为抗原的精子增加了进入血液并与免疫活性细胞接触的机会，从而刺激女性免疫系统产生循环中或生殖道局部的 AsAb，最终影响女性的生育能力。

抗子宫内膜抗体（EMAb）可与子宫内膜细胞中的抗原相结合，局部产生免疫病理变化，直接影响子宫内膜腺体的功能，导致营养胚胎的糖原等分泌不足，使着床的胚胎发育不良，最终造成流产。

抗卵巢抗体（AOAb）是位于卵巢颗粒细胞、卵母细胞、黄体细胞和间质细胞内的自身抗体，与卵泡发育和排卵有关，同时还影响黄体功能。

人绒毛膜促性腺激素（HCG）是合体细胞滋养层分泌的妊娠特有激素，主要作用是促妊娠黄体发育及甾体激素分泌，对维持早期妊娠、对抗母体对胎儿的排斥起关键作用，是维持早期胎儿妊娠的主要激素。抗绒毛膜促性腺激素抗体（AhCGAb）与 HCG 抗原特异性结合，可以灭活 HCG，使 HCG 的浓度降低，不能维持配子着床和维持妊娠，从而引起流产。

抗心磷脂抗体（ACAb）可引起血栓形成并致胎盘梗塞，导

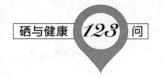

致胎盘供血不足，或与胎盘磷脂发生反应导致胎盘发育不全，可抑制滋养细胞功能，导致胚泡植入受损及蜕膜损害而致流产。

硒通过在机体内参与组成多种抗过氧化物酶与硒蛋白的形式，发挥对生育细胞的保护和免疫调节作用。硒蛋白对机体细胞免疫与体液免疫的双相调节与平衡作用，在自身免疫性疾病的防治中已取得一定成绩，在自身免疫性不孕与自然流产等方面也将发挥一定的预防和治疗作用。

104 硒与出生缺陷有什么关系？

出生缺陷是由于遗传性因素或/和不良环境因素造成的出生时就存在的各种结构性畸形及功能性异常，包括形态结构异常、生理和代谢功能障碍、先天智力低下、宫内发育迟缓等四种类型。出生缺陷往往是导致流产、早产、死胎、死产、新生儿死亡、婴儿夭折的重要原因。

研究表明，微量元素在体内的消长情况是导致出生缺陷的重要环境因素之一，如碘缺乏导致克汀病（也有硒缺乏的因素），锌缺乏导致智力下降等。

国内外研究均发现，因健康不良死亡的早产儿血硒低，而存活婴儿血硒较高。有滞留流产、畸形史及胎儿宫内发育迟缓的孕妇，血硒明显低于正常孕妇；孕高症孕妇血硒显著低于正常孕妇，且血硒随孕高症病情加重而降低。实验研究显示，砷、氟、汞三者均能诱发体外培养的胚胎发育异常，但加入每毫升 0.5μg 的硒元素后，反映胚胎发育生长和形态分化的指标值升高，畸胎率和死亡率下降。

硒是人体必需微量元素之一，是谷胱甘肽过氧化物酶（GSH－Px）系列家族酶的必需组分，在清除自由基，保护细胞膜、核酸、蛋白质的正常结构和功能方面起着重要的作用。硒通过 GSH－Px 发挥强大的抗氧化作用，能对抗活性氧和自由基对细胞膜所产生的种种损害（如使 DNA、RNA、酶等生化异常），能干扰核酸、蛋白质、黏多糖及酶的合成及代谢，直接影响细胞分裂、生长发育、繁殖、遗传等，从而保护细胞膜的稳定性及通透性，使机体的生命活动得以正常进行。

所以，硒是人类胚胎发育早期的必需微量元素之一，监测孕妇血硒并保持孕妇血硒的正常水平应是一项有重要意义的研究课题。

105　硒对老年痴呆症与帕金森病有防治作用吗？

老年痴呆症是阿尔茨海默病（AD）的别称，是一种起病隐匿的进行性发展的神经系统退行性病变。患者以记忆障碍、失语、失用、失认、执行功能障碍及人格行为改变等多方面痴呆表现为特征。临床医学上一般将 65 岁以前发病者称为早老年痴呆，65 岁以后发病者称为老年性痴呆。

研究认为，阿尔茨海默病（AD）可能是一组在多种因素（包括生物和社会心理因素）的作用下发生的异质性疾病，其中生物因素有家族遗传性因素、脑外伤因素、身体其他疾病的影响、长期饮食饮水中铝及硅等元素在体内蓄积等因素。近年来通过研究

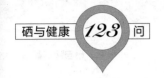

发现，AD 与患者自身免疫系统功能的进行性衰竭导致免疫功能严重下降与失衡有关。研究还发现，AD 患者脑组织中线粒体 DNA 损伤严重并导致缺失，而线粒体是生物体细胞质内重要的细胞器，人类摄取的碳水化合物、脂肪、蛋白质等营养物质在体内的氧化分解过程主要在线粒体内进行，然后为机体的各种生命活动提供能量，同时线粒体也成为机体产生自由基的重要场所，当然也是最容易受到自由基攻击的细胞器。

既往治疗 AD 患者主要是使用抗焦虑药物、抗抑郁药物、抗精神病药物、益智与改善认知功能的药物以及进行认真的医学护理、行为矫正等。

研究证实，硒蛋白具有调整与增强机体免疫功能的作用。含硒的谷胱甘肽过氧化物酶（GSH–Px）系列家族酶对细胞膜和线粒体 DNA 具有很好的保护作用，硒还能够加强体内维生素 A、维生素 E 等物质的抗氧化作用，拮抗和排出外界环境中进入体内的各种有害金属与有害化合物等，避免它们损害机体细胞（包括脑细胞及线粒体）。

深圳大学生命科学学院的研究团队研究发现，硒化物（硒化聚甘露糖醛酸）能显著提高 AD 实验模型细胞内超氧化物歧化酶（SOD）和谷胱甘肽过氧化物酶（GSH–Px）的活性，能降低细胞内活性氧自由基，抑制 AD 患者正常脑细胞凋亡，显示硒具有抗 AD 的重要生物学作用。

华东师范大学生命科学学院与上海市预防医学研究所研究者的动物实验研究均证实了硒对细胞线粒体的氧化损伤具有保护作用。

帕金森病是一种老年人最常见的神经机能障碍症，也称为运动障碍疾病，60 岁以上人群患病率高达 1%以上。帕金森病发病因素与 AD 相似，研究发现，帕金森病患者体内的抗氧化酶类水平与非酶类水平均低于正常人，体内硒水平偏低，红细胞超氧化物歧化酶（SOD）和血液中谷胱甘肽过氧化物酶（GSH－Px）活性都降低，从而导致自由基及丙二醛（MDA）增高，此皆极易引发该病。硒防治帕金森病与其抗 AD 具有相同的机制。

研究还发现，多巴胺是脑内分泌的一种神经传导物质，负责大脑的信息传导,硒可以上调机体抗氧化状态,减缓多巴胺流失，从而减缓帕金森病患者的神经恶化进程。

106　为什么硒被誉为长寿元素呢？

衰老虽然不是一种病，但却是每个人在人生中不可回避的一个过程。如何推迟和延缓这一过程，是千百年来人们梦寐以求的一件事情。在中国历史上，秦始皇不远万里到蓬莱仙岛寻找长寿仙丹的故事早已家喻户晓，不过由于当时科学的落后和无知，他得到的所谓"仙丹"成分中，竟然是对人体有毒、有害的汞元素（水银）。现在我们已经清楚，机体新陈代谢的产物如氧自由基和各种过氧化物能使机体的组织细胞受到损伤，年复一年的不断损伤使机体产生了一系列的衰老症状。

比如，老年人的面部及手背部皮肤上经常会出现老年性色素斑，这是由于机体内不断进行的一种称为脂质性过氧化连锁反应所引起的现象，其所产生的称为脂褐素的自由基聚集在皮肤上形成色素斑。如果这些自由基聚集在心脏、肝脏、脑及血管等重要的组织、脏器上，则可产生我们肉眼看不到，实际上严重危害了重要器官和组织健康的一系列衰老性疾病，如动脉硬化、心肌病、老年痴呆等等。

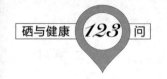

所以，人体的衰老过程，其实就是机体不断进行氧化反应的过程。众所周知，硒是人类迄今为止发现的生物体内最强的抗氧化与抗自由基元素。研究显示，硒作为机体内最重要的发挥抗过氧化作用与清除自由基的谷胱甘肽过氧化物酶家族系列酶的重要组分，其抗氧化能力是维生素 E 和维生素 C 的 500 倍，是花青素的 200 倍。硒可以有效地清除体内包括脂褐素在内的各种自由基和过氧化物，防御这些有害代谢产物对机体器官、组织与细胞的损伤，从而延缓衰老，使人健康长寿。

中国老年学学会截至 2017 年 5 月，共认证了全国 77 个人口在 10 万以上的县及区域为"中国长寿之乡"。这些长寿地区中，区域人口平均预期寿命比全国水平高 3 岁以上，80 岁以上高龄老人占区域总人口比例 1.4%以上，百岁及超过百岁老人占区域总人口 7/100 000 以上。然而据估计，全国长寿地区总人口不足一亿，仅为全国十三多亿人口的十分之一以下。

研究发现，人类长寿因素中约有 25%源于遗传基因，而 75%取决于个人行为（包括心理健康、卫生保健等）与外环境因素。各种资料显示，长寿地区的地域特点具有一个共性，即良好的水土环境。这些地区土壤中，人体必需微量元素（碘、锌、硒等）的含量明显高于其他地区，但又均未超越人体需要的合理标准，尤其是组成机体抗氧化防御系统的重要成员——硒。

调查资料显示，我国长寿之乡均为富硒区，这些地区（如河南夏邑、江苏如皋、湖北钟祥等）每千克土壤中硒含量平均为 470μg，中外闻名的"硒都"——湖北恩施地区土壤中硒含量平均高达 970μg/kg，江苏溧阳地区也高达 640μg/kg，其他还有陕西紫阳、广西巴马、安徽石台、海南澄迈等富硒地区，这些富硒地区人群健康水平很高，百岁老人很多，诸如癌症与心脑血管疾病等各种慢性病发病率都很低，环境富硒无疑是很重要的一项因素。

所以，硒被科学界誉为"长寿元素"是当之无愧的。

107　硒如何干预病毒感染性疾病？

自然界存在着数万种微生物，大多数对人类有益，但有一少部分却能致病，它们一旦侵入人体或动物体，会引起各种各样感染性疾病，医学和生物学界称之为病原微生物，并分为细菌、病毒、真菌、放线菌、螺旋体、立克次体、支原体、衣原体共八类。

其中，病毒是一类由核酸和蛋白质等少数几种成分组成的"非细胞生物"，它的生存必须依赖于活细胞。病毒一般直径为几十纳米，病毒本身不能进行独立的代谢活动，在非寄生状态时仅呈结晶状，当寄生在某种特定的活性细胞内时，便利用宿主细胞的环境和原料，快速进行复制增殖。同时，一些病毒之间可以通过重组或重配发生变异，比如流感病毒就经常频繁出现新的变异品种。

迄今为止，人类发现了许多包括抗菌素在内的抗微生物药物，但始终未找到理想的有效抗病毒药物。

研究发现，乙型肝炎病毒是一类含有编码硒蛋白 UGA 密码子的反转录病毒。这一发现提示硒与病毒复制有十分密切的关系，被生物学界称为"病毒硒蛋白理论"。

当机体处于极端低硒状态时，正是病毒生存的最好环境，这时病毒可以不断进行复制，实现对机体持续的感染。而病毒在不断地复制过程中，消耗感染者体内大量的硒元素来合成自身的硒蛋白，造成机体内的硒水平急剧下降。此时，缺硒的机体免疫反应能力减弱，抗氧化作用降低，不能抵御自由基对细胞的损伤，

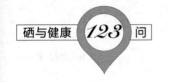
并可导致发生再度感染，再次激活病毒加快复制。这种缺硒状态下发生的病毒反复感染与不断复制，形成恶性循环，可能是病毒加剧致病的生物学机制。

2003 年全球重症急性呼吸综合征（SARS）疫情暴发，美国乔治尼亚大学 Taylor 教授与我国张劲松博士等人研究发现，SARS 患者体内全血硒大幅上升，提示硒与 SARS 病毒关系密切。

所以，合理补硒，提高机体硒水平无疑是预防致病性病毒感染的一项有益措施。硒蛋白（Se－P）双相调整与增强机体体液免疫与细胞免疫功能的作用，是机体抵御包括各种致病病毒在内的各种致病微生物感染的天然屏障。

108　人体常见的病毒感染性疾病有哪些？

世界上有很多病毒感染性疾病，这里仅介绍几种最常见，也是遍布世界各地并对人类健康影响最多的病毒感染性疾病。

流行性感冒（流感）是流感病毒侵入人体引起的一种流行性疾病，具有极强的群体传染性和变异性。

病毒性肝炎由肝炎病毒引起，根据感染病毒类型不同，临床上分为甲型肝炎（甲肝）、乙型肝炎（乙肝）、丙型肝炎（丙肝）、戊型肝炎（戊肝）、非甲非乙型肝炎等，其中乙肝和丙肝极易长期迁延，发展为慢性肝炎，进一步发展为肝硬化甚至肝细胞癌。

呼吸道合胞病毒（RSV）主要感染新生儿和婴儿，引起下呼吸道感染（新生儿或小儿肺炎）。

柯萨奇病毒感染引起病毒性心肌炎。克山病是一种地方性心肌损害病变，研究认为柯萨奇病毒在人群缺硒的地域环境中可引发克山病。

EB 病毒感染是人类某些癌症的发病因素，长期携带该病毒极易诱发一些相关的恶性肿瘤病变。

人乳头瘤病毒（HPV）感染与男性阴茎软疣、下疳及阴茎癌有关，更易引发女性子宫颈糜烂与子宫颈癌，并已被医学界共识为子宫颈癌的首要致病因素。

艾滋病病毒（HIV）引发的艾滋病则是一种严重危及全球的性传播和血液传播疾病。

众多医学文献资料认为，根据"病毒硒蛋白理论"，硒与病毒感染密切相关。当机体处于低硒甚至极端低硒状态时，是致病性病毒最好的生存环境。此环境下，侵入机体内的病毒不断加速复制，毒力也不断加强，导致疾病持续发展，病情不断加重。

科学合理补硒是纠正机体低硒状态的有效措施，亦是预防病毒感染性疾病发生发展的重要举措。机体硒水平升高，一是消除了致病性病毒在机体内生存发展的低硒环境；二是机体硒水平升高，硒蛋白增加，通过调整与增强机体体液免疫和细胞免疫的功能抵御病毒的致病作用（包括对病毒的吞噬作用、针对抗原产生相应抗体的作用等）；三是补硒增加机体谷胱甘肽过氧化物酶系列家族酶的活性，发挥对机体组织细胞与细胞膜的保护作用，防止和避免病毒对相关组织细胞的损伤与破坏作用，并及时有效地清除机体内所产生的各种自由基和有害物质。

109　硒对艾滋病有防治作用吗？

艾滋病（AIDS）目前已成为世界重大公共卫生问题，其防

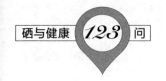

控工作受到世界各国政府与相关组织团体的高度重视。我国于 1985 年发现首例 AIDS 病例，此后疫情持续发展且波及各地，感染人数逐年上升，成为国内当前最重要的流行病和传染病之一。

研究表明，艾滋病的流行不仅与环境因素、社会因素有关，还与地理因素密切相关。

众所周知，非洲是艾滋病的"重灾区"，目前有艾滋病患者与病毒（HIV）携带者或感染者近 3000 万人。研究者在非洲却又发现了一种现象：同样在非洲，塞内加尔"无保护的性行为"比较普遍，但 HIV 携带者发展为患者的进程十分缓慢，而刚果等一些国家则与之相反，艾滋病非常流行，这是为什么?进一步研究发现，前者土壤环境与食物中含有丰富的硒元素，后者土壤环境与食物中严重缺硒。

流行病学调查显示，美国低硒地区的艾滋病相关死亡率显著高于高硒或富硒地区，认为硒与艾滋病死亡率显著负相关，统计数据提示缺硒的艾滋病患者的死亡风险比足硒患者高 20 倍，研究结论是：硒缺乏是艾滋病感染者存活率的独立预后因子。

我国流行病学调查也显示，我国艾滋病流行严重的地区也多在严重缺硒地带或者酸雨地带，研究人员认为，低硒或硒缺乏是艾滋病的发病因素之一。

医学研究发现，艾滋病患者的全血硒与红细胞内硒含量都显著低于健康人，艾滋病病毒（HIV）感染者和患者的硒消耗量均增大，这是什么原因呢?研究人员发现，HIV-1 编码了一段与硒谷胱甘肽过氧化物酶极其相似的重叠基因 gp41，该基因中的 UGA 密码子可能被翻译为硒代半胱氨酸而不是通常的氨基酸，从而会消耗硒元素（硒代半胱氨酸），造成血浆硒水平降低。所以，缺硒与血硒水平低也是艾滋病发展的结果。

艾滋病是一种免疫缺陷疾病，同时是一种病毒感染性疾病。硒与机体免疫功能密切相关，硒蛋白（Se－P）具有双相节机体体液免疫和细胞免疫的功能，既可抵御包括 HIV 在内的各种病毒、细菌及微生物的入侵和感染，含硒的谷胱甘肽过氧化物酶系列家族酶又可保护机体组织细胞不受 HIV 的损害，即使已有 HIV 入侵，可使机体虽携带 HIV 但不一定发病或延缓发病。

目前国内外治疗艾滋病普遍使用"高效抗逆转录病毒"联合疗法（即鸡尾酒疗法），但价格昂贵，不良反应较大，且难以抑制患者的病毒复制。

许多临床试验表明，HIV 感染者或艾滋病患者补硒可以提高血硒水平，增强免疫功能，抑制病毒复制，改善临床症状，减缓病程进展，延长患者生命。

综上所述，科学合理补硒有益于艾滋病感染者和患者的治疗与康复。

110 硒如何影响人的性格与情绪？

近年来，随着现代社会各方面的快速发展，人们的生活节奏和工作节奏发生了很大变化，紧迫感和竞争心态不断增强。由此，一些人群出现了不同程度的精神心理障碍性疾病。

肿瘤医学界在研究癌症的病因与治疗以及转归预后中发现，癌症患者的发病与治疗效果不仅与客观的有形因素（诸如化学致癌物、辐射等物理致癌、霉菌病毒等微生物致癌、机体衰老与家

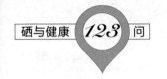

族遗传等以及手术情况、放化疗实施、生物治疗等方法与手段）相关，而且与主观的无形因素也密切相关。现实中经常可以看到，同样的生活与工作条件和环境，为什么有人患癌有人无恙?为什么同样的治疗与处置手段，有的患者效果很好而有的患者却根本无效?尽管这是一个十分复杂的问题，牵涉到诸如基因变化等一系列课题，但精神与心理的健康状态是不能回避的。人人都知道一个道理：外因必须在内因的基础上起作用。

就癌症而言，有肿瘤学者将性格内向、长期情绪郁闷、常生闷气、遇事焦虑不安、心情紧张、失眠烦躁、精神恍惚等负面情绪称为"癌症性格"，在临床肿瘤防治中不可小觑或忽视。

精神心理医学研究认为，硒在维持人体正常的脑部功能，包括酶的活动、细胞氧化过程、脑内信号传导以及神经递质的功能方面都起着非常重要的作用。给性格、情绪不良或有"癌症性格"的人群补硒，可收到调节抑郁症患者的情绪、缓解抑郁症状、减轻抑郁折磨、提高生活质量的良好效果。

在一项有关艾滋病的研究中发现，给艾滋病患者每天服用200μg硒制剂，可使患者的抑郁沮丧情绪分值下降近 20 倍。

在欧洲芬兰一家老年人疗养院，研究人员用硒治疗一部分患者，发现治疗后患者的抑郁、焦虑、对周围环境的兴趣以及疲劳症状等均得到明显改善。研究认为，这些性格与情绪的改变与硒具有的抗氧化作用有关。

因此，给精神心理状态欠佳的人群、患有抑郁症的患者、精神心理障碍性疾病患者、具有"癌症性格"的人群、治疗中或康复中的癌症患者科学合理补硒，有十分重要的意义。

111 硒如何拮抗体内有害金属元素的毒性？

众所周知，我们面临的环境污染，尤其是重金属污染日趋严重。诸如铅、镉、汞、银、镍、铊、锡、钚、锶等有害金属，不仅严重污染土壤、水源，还严重污染空气（如雾霾天气及大气中PM2.5）。这些有害金属元素（其中许多是强烈的致癌物）可经消化道、呼吸道或皮肤进入机体，对相应器官、组织、细胞造成损伤，引起一系列疾病，包括致畸、致残，甚至致癌。

研究揭示，有害金属进入机体后，与体内某些酶结合，抑制机体必需的蛋白质合成，影响机体正常的生理活动，或者抑制某些酶的活性，影响机体内离子调节，改变蛋白质的结构，使蛋白质变性，还有可能抑制和干扰神经系统与循环系统等功能，导致机体多种病变发生。

国内外科研人员经过大量研究发现，硒是一种理想的"天然解毒剂"，硒不仅具有解毒作用，还具有排毒作用。

众多实验表明，硒类化合物对有害金属可产生拮抗作用。比如：硒可减少镉的吸收，降低镉在体内的蓄积，缓解镉诱导的肾毒性；硒可抑制镍的致癌作用与非金属砷的致畸作用；硒可预防甲基汞中毒；硒可拮抗铅引起的神经系统损害等。

在一项硒化物拮抗镉毒性的实验研究中发现，镉慢性中毒会影响实验公鸡体内抗氧化系统功能，使血清中和睾丸中发挥抗氧化作用的谷胱甘肽过氧化物酶、超氧化物歧化酶、一氧化氮合成酶的活性降低，使一氧化氮含量降低，而有害物质丙二醛（MDA）含量升高。研究人员还发现，镉中毒会降低公鸡睾酮分泌，引起睾丸正常组织细胞凋亡，镉中毒能影响公鸡睾丸组织中抗氧化酶的活性，导致睾丸组织损伤，镉中毒还可引起其他一系列组织和功能损伤，尤其是甲状腺功能障碍。补硒后，镉的损伤降低，特别是改善了睾酮分泌和睾丸组织细胞凋亡，改善了甲状腺功能。

在硒化物拮抗汞毒性的实验中，研究人员发现汞对机体有免疫毒性作用，硒对汞引起的免疫毒性和免疫器官的脂质过氧化损伤具有保护作用。这一研究为防治汞中毒提供了新途径。

研究认为，硒元素带负电荷，有害的金属元素均带正电荷，正负电荷具有很强的吸引力。硒在机体内主要以硒蛋白（Se－P）的形式存在，当亲和力极强的硒蛋白和体内有害金属元素如铅、镉、汞等相结合，便形成了无毒的金属－硒蛋白复合物排出体外，这些有害金属就不能对组织细胞产生毒性作用了。同时，硒在机体内形成的谷胱甘肽过氧化物酶系列家族含硒酶具有保护细胞与细胞膜不受各种有害物质损伤的作用，并对损伤的细胞分子与细胞膜具有修复作用，这也是硒拮抗有害金属损伤机体组织细胞的一项重要机制。

112　硒如何拮抗机体内化学致癌物与生物致癌物的毒性？

研究发现，不仅许多有害重金属对人和动物有致癌、致畸、致突变作用，许多化学物质如多环芳烃、偶氮染料、苯、氟等均是强烈的化学致癌物，而黄曲霉毒素则是强烈的生物致癌物。这些致癌物广泛地分布于环境中，严重地危害人类身体健康与生命。

多环芳烃是煤、石油、烟草等物质不完全燃烧时产生的有害和致癌物质；苯是一种碳氢化合物（最简单的芳烃），最初由煤焦油中提取，是钢铁工业焦化过程中的副产物，以后主要从石油中提取，火山爆发和林木柴草燃烧会产生大量苯，卷烟烟雾中含有苯，苯与多环芳烃都是世界卫生组织（WHO）认定的一类化学致癌物；偶氮染料是由多种可致癌的芳香胺作为中间体合成的染料；过量氟不仅有致癌作用，对机体多个系统和器官都有损伤作用，尤其对睾丸组织的损害与毒性作用最大，直接影响到生殖能力；黄曲霉毒素是目前发现的最常见和最强烈的生物致癌物，主要污染玉米、花生等粮食，人和动物食用后可产生致癌、致畸、致突变作用，可引起肝癌、胃肠道癌、肾癌、乳腺癌等恶性肿瘤。

众多研究表明，硒对这些致癌物具有很好的清除和解毒作用。

研究人员通过动物实验发现，用黄曲霉毒素饲料喂养大鼠，引起肝细胞增殖，此时一种细胞增殖分裂的信号 cGMP（环磷酸鸟苷）就会升高，而预先给大鼠服用硒后，硒抑制了 cGMP 的升高，从而起到扭转细胞向癌变方向发展的作用。这一实验证实了在细胞发生形态学改变和其他许多不可逆改变之前，硒就已经消除了引起这些变化的诱因。

有研究实验显示，烹调的油烟冷凝物对小鼠具有明显毒性作用，能使其微核率和精子畸形率显著升高，但补充硒后，就显著降低了微核率和精子畸形率，表现出明显的拮抗作用。因为微核的形成主要是由外界损害因素作用于细胞后，导致细胞染色体丢失或断裂，从而在细胞胞浆中形成一个或数个小核。所以，微核率也是一项职业放射人员所受辐射损伤的检测指标。

研究人员发现，饮水中加入 150mg/L 的氟可引起大鼠生殖系统明显毒性，用 2mg/L 浓度的亚硒酸钠有效地拮抗了这些毒性，但 0.5mg/L 低浓度硒无拮抗作用。

研究还发现硒具有防止致癌物丙二醛（MDA）的致突变作用；硒可抑制二甲基肼（DMH）在肝脏的代谢，以对抗 DMH 的致癌作用；有学者发现硒对致癌物二甲基苯并蒽（DMBA）诱发的乳腺癌具有抑制作用等等。

研究认为，硒所以对化学及生物致癌物具有抑制作用，可能是由于硒直接或间接参与了致癌物的代谢，一方面，通过调节机体代谢，阻断前致癌物变成终致癌物，阻断致癌性代谢产物的生成，促进解毒过程；另一方面，通过谷胱甘肽过氧化物酶系列家族酶清除和分解致癌物在机体内代谢过程中产生的自由基和有害物质，拮抗致癌物对细胞 DNA 的侵袭和损伤，促进受损 DNA 的修复，可选择性地抑制肿瘤细胞增殖所需蛋白质和 DNA 的合成，并对正常细胞膜发挥保护与防御屏障作用；再一方面，硒直接与致癌物发生反应或抑制致癌物质活化酶的活性以阻止致癌物质到达细胞的关键靶位与 DNA 作用。硒蛋白（Se–P）调整与增强机体细胞免疫功能的作用，可在一定程度上消除恶变的肿瘤细胞。

实际上，硒拮抗有害金属和非金属元素、拮抗各种化学致癌物和生物致癌物的机制还有许多，科学家们正在继续深入研究和揭示。

因此，硒被誉为化学致癌物和生物致癌物的"解毒高手"，在环境污染日趋严重的今天，为广大人群科学合理补硒具有重要的防癌与抗癌意义。

113 硒如何对抗辐射对机体的损伤？

辐射广泛存在于环境中，从太阳光线里的紫外线、无线通讯与手机信号，到核爆炸，等等，辐射有成百上千种。有的辐射是由人类制造或生产所致，如通讯设备、医用放射仪器与设备、核武器等，有的则是自然存在，如太阳光、天然放射性元素（矿物中的镭、大气中的氡等）。科学界通常将辐射分为两大类：电磁辐射与电离辐射。电磁辐射为非电离辐射，实际上人们每天都生活在电磁波和电磁辐射中，由于电磁辐射能量较低且弱，不足以对机体细胞 DNA 造成直接损伤和破坏，也不足以引起基因突变，所以对人体几乎没有什么伤害，除了长期过度的紫外线照射可引起皮肤癌外，其他致癌的可能性微乎其微。电离辐射是一切能引起物质电离的辐射总称，有高速带电粒子如质子等，有不带电粒子如中子、X 射线、γ射线等。电离辐射能量高，可以直接造成机体细胞 DNA 损伤、破坏与基因突变，是重要的致癌因素。核污染致癌毋容置疑，长期接触与暴露在电离辐射下的人群容易罹患癌症，尤其是儿童。电离辐射对人体没有绝对的安全剂量值，而每个人又不时都暴露在天然的宇宙射线中，所以平常一定要注重防护，如尽量远离放射源、设置防护屏障与措施（特别是辐射环境工作人员）、减少接触和暴露（除非诊治疾病和体检需要）、不吸烟等。

但是无论如何，我们每个人都是难以完全避免电离辐射的。同样接触电离辐射的人群，有的受伤害重甚至致癌，有的伤害较轻或未患癌，说明个体存在差异。我们大众人群平常如何能使机体对抗辐射特别是电离辐射的损伤呢？

　　微量元素硒会使电离辐射对机体的损伤降低，这是因为：含硒的谷胱甘肽过氧化物酶系列家族酶能保护组织细胞膜和细胞中 DNA 不受外侵离子或粒子损伤，防止基因突变，能有效清除自由基，促进受损伤细胞的修复；硒蛋白（Se－P）调整与增强机体细胞免疫功能的作用可以防止细胞癌变或使早期突变的细胞凋亡，同时能拮抗电离辐射对机体免疫功能的损伤。

　　鉴于硒能对抗电离辐射对机体的氧化损伤作用，许多学者认为硒是一种重要的抗辐射元素。在辐射无处不在、我们每个人无时不面对电离辐射与宇宙射线伤害的环境下，科学合理补硒是保护自身机体免受辐射损伤的有益措施。

补硒篇

114 硒元素 200 年的发展史上共有哪些大事件？

从 1817 年人类发现硒元素至今，已经过去 200 余年。认真整理盘点，在硒元素的研究发展史上，共有 23 件重要大事件。

（1）1817 年瑞典化学家 Berzelius 首先从硫酸厂的铅室泥中发现了非金属化学元素硒，并根据希腊神话中月亮女神 "Selene" 一词取名为 Selenium，中文翻译为硒，在化学元素周期表中排列第 34 位，元素符号 Se，原子量 78.96，地壳丰度仅为亿分之五。

（2）1915 年 Walk 等学者认为硒具有防癌与抗癌双重作用，建议将硒用于癌症的化学治疗中，但是由于缺乏足够的研究资料和证据，未引起人们的重视。因为在发现硒元素的 100 多年时间里，人们都把硒看作是有毒元素，在 20 世纪 40 年代，曾一度认为硒是致癌物。

（3）1957 年德国科学家 Schwarz 等发现硒是防止营养性肝坏死的一种重要保护因子，人们由此认识到硒具有动物营养作用。为纪念这一近代生物微量元素研究的重大成果，国际上特别设立了一项科学奖——Schwarz 化学奖。这是世界上硒元素研究的第一个里程碑。

（4）1958 年 Muth 等学者证实了动物中流行的白肌病病因是缺硒。

（5）1961 年科学界发现了硒的微量测试方法，从此可以方便地追踪和研究硒在人体代谢中的活动与生物学作用。

（6）1966 年第一届 "硒在生物和医学中的研究和进展" 国际

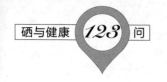

研讨会在美国召开，这是世界上第一个以单一元素为议题举行的国际学术研讨会。

（7）1969 年 Shamberger 等学者研究了美国不同地区土壤中硒含量与癌症死亡率的关系，并对 46 个州的土壤、植物和食物中硒含量进行流行病学调查，结论是：低硒地区癌症发病率高，高硒地区癌症发病率低，硒含量越低，癌症死亡率越高。从此以后，硒的抗癌作用引起了全世界科学研究人员的瞩目。

（8）1973 年美国学者雷蒙德·香伯格对美国 34 个大体相近的城市进行流行病学调查，其中 17 个城市位于含硒较高地区，居民癌症死亡率为 127/10 万人，另 17 个城市位于含硒较低地区，癌症死亡率为 175/10 万人，二者差别显著，而死亡率最低的城市正是土壤中含硒最高的城市。随后，我国学者也进行了一系列流行病学调查，表明地区土壤与作物中硒含量与 15 种恶性肿瘤的总死亡率呈显著负相关。其后，国内外学者进行了大量的流行病学研究与实验研究，证实了硒与癌症的密切关系：硒具有防癌与治癌作用。

（9）1973 年更重要的大事件是美国威斯康星大学 John Rotruck 等学者在《科学》杂志上正式发表了他们的研究成果，确定了硒是机体谷胱甘肽过氧化物酶（GSH－Px）的组成部分和活性成分（1 个酶分子含有 4 个硒原子）。谷胱甘肽过氧化物酶是人类发现的第一个含硒酶，是人体最重要的抗氧化酶，其作用是将机体新陈代谢活动中产生的有害产物（各种过氧化物）还原成无害的氧化物，将过氧化氢（H_2O_2）还原成水（H_2O）。该研究者其实于 1972 年在第 56 届 FASEB 年会上就已提出这一论点，含硒酶谷胱甘肽过氧化物酶的发现揭示了硒的生物化学功能，使人们进一步真正认识到硒在人和动物体内的重要性。其后，人们又发现了一系列在机体内发挥重要生理作用的含硒酶和硒蛋白等。这是世界上硒元素研究的第二个里程碑。

（10）1973 年世界卫生组织（WHO）确认并正式宣布：硒是人和动物生命中必需的微量元素。

（11）1978 年美国学者 Forstrom 与 Tappel 通过实验研究鉴别出谷胱甘肽过氧化物酶的活性中心是硒代半胱氨酸（SeCys），由此硒代半胱氨酸被认为是组成人体蛋白质的第 21 个氨基酸。

（12）1979 年我国学者杨光圻代表中国克山病研究工作者在第十届国际硒研讨会上作学术研究报告，提出克山病患者群处于缺硒状态，硒与克山病密切相关，补硒可以有效预防克山病。此研究奠定了硒是人体必需微量元素的基础，被称为世界上硒元素研究的第三个里程碑。

（13）1982 年中科院地理所环境与地方病工作者在我国《营养学报》上首次报道：我国有 72% 的地区属于缺硒或低硒地区，全国 2/3 的人口存在不同程度的硒摄入不足。同时，发布了中国土壤硒元素含量分布图。

（14）1984 年第三届"硒在生物学和医学中的作用国际研讨会"在中国北京召开，国际生物无机化学家协会为杨光圻教授所在的中国医学科学院与西安医科大学研究人员颁发 1984 年度 Schwarz 奖，表彰他们在世界上首次将硒作为群体性预防药物大规模用于病区人群，取得防治克山病的重大成绩和进展。

（15）1990 年我国学者杨光圻等通过在我国低硒的克山病地区和高硒的湖北恩施地区长达八年的硒需要量与安全量的研究

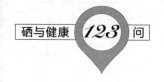

工作，得出如下结果：硒的生理需要量为 40μg/日，硒的界限中毒量为 800μg/日。由此建议推荐膳食硒供给量范围为 50～250μg/日，最高硒安全摄入量为 400μg/日。以上数据被三个国际组织 FAO（联合国粮食及农业组织）、WHO（世界卫生组织）、IAEA（国际原子能机构）所采用。

（16）1994 年中国医学科学院学者于树玉等人在我国肝癌高发地区江苏省启东县历经八年的流行病学调查中发现，肝癌高发区居民的血液中硒含量均低于肝癌低发区，肝癌的发生率和死亡率与硒水平呈负相关。在该县 13 万余居民中进行补硒预防肝癌的实验，证实补硒可使乙型肝炎发病率下降，并使肝癌发病率与死亡率均下降。为此，于树玉教授及其研究团队获得了 1996 年度 Schwarz 奖。

（17）1996 年美国亚利桑那大学癌症中心学者 Clark 进行了为期 13 年的补硒双盲干预试验，受试者有 1300 余名患者，其中 1/2 患者每天补硒 200μg，与不补硒者相比，癌的发生率降低了 37%，死亡率降低了 50%；尤其硒对前列腺癌、肺癌和直肠癌的防治最为明显，发生率分别降低了 63%、46%、58%。此项开拓性的研究被称为"硒防癌里程碑"的研究。

（18）1996 年继 Clark 的硒防癌开拓性实验研究之后，各国学者为进一步验证硒与癌症的关系，正在开展和进行相应的大规模人群试验。其中两项试验引人注目：一项是 PRECISE 试验，参加受试者 40000 人，分别来自美国、英国、丹麦、瑞典及芬兰，目的是验证 Clark 的试验结果能否被重复；另一项是 SELECT 试验，32000 人参加受试，目的是验证硒和维生素 E 是否能防止前列腺癌的高发。

（19）1997 年 Taylor 等学者从 1994 年开始，根据大量基础和临床研究结果，总结出"病毒硒蛋白"理论，主要内容为：一些由病毒引发的疾病患者体内存在硒缺乏的情况，补硒有利于抑制病毒的复制，其原因不只是硒能提高机体免疫力，更重要的是硒可以直接作用于病毒。这一理论同时解释了硒具有预防和治疗肝炎、克山病（柯萨奇病毒感染）、流感、口腔溃疡以及艾滋病等作用的问题。

（20）2005 年我国教育部门将硒具有防癌抗癌的作用编写进有关化学教科书和高等院校医药教材中，内容是："硒能抑制癌细胞生长及其 DNA、RNA 和蛋白质的合成，抑制癌基因的转录，干扰致癌物质的代谢"。同年，在北京召开了"防治疾病，定量补硒"工作会议，呼吁我国国民开展全民补硒工程。

（21）2013 年国际硒研究学会（ISSR）成立，秘书处设在中国科学技术大学（安徽省合肥市）。

（22）2017 年是硒元素发现 200 周年，国际硒研究学会为促进公众对硒的科学认识，加强科学界之间的互相交流，推进硒元素研究更好地用于各相关产业发展和公众健康，8 月在硒的发现地瑞典斯德哥尔摩举办了庆祝硒发现 200 周年纪念会、"第 11 届硒生物学和医学国际研讨会"暨"第 5 届国际硒与环境和人体健康国际会议"，9 月底，"第四届硒博会"在被誉为"世界硒都"的我国湖北恩施隆重举行。

（23）2018 年"首届中国富硒产业创新发展高峰会议"在我国安徽省阜阳市（界首市）隆重召开，同时中国富硒产业联盟成立，这是一件具有里程碑意义的事件，标志着我国国民的全民补硒工程迈上了一个新的阶梯。

（24）进入 21 世纪以来，人们在如何利用硒产品更好服务于人类的课题上进行了新的研究与探索，目的是在目前广泛应用的有机硒制剂的基础上研制出生物学活性（即生物利用度）更高、更适合大众服用的产品。最初推出的是纳米硒，是利用纳米技术与生物技术相结合形成的新型硒产品，先是无机纳米硒，后上升为有机纳米硒，继而推出植物有机硒（植物活性硒、生物活性有机硒），是硒与植物中有效成分的结合物，是人类营养硒来源的基本渠道，因为从食物链的角度看，人与动物获取硒元素的根本都是植物。人们将 60 年来所研发与面市的硒产品分为了四代：第一代是无机硒，有亚硒酸钠与硒酸钠，目前已经不被人们所用；第二代是有机硒，有硒酵母、麦芽硒、硒化卡拉胶等，使用广泛，人们已经服用了近 40 年，现在仍然是大多数人群服用的首选；第三代是纳米硒，主要是纳米有机硒，虽然已于十几年前走进了人们的视野，但是没有被人们广泛接受；第四代是植物有机硒，是近年来生物学界积极推广的产品，实际上是指富硒农产品，属于天然生物活性有机硒，随着世界各地富硒农业的发展，植物有机硒将有着非常好的发展前景。

115 为什么大多数人的机体都会缺硒？

硒是地球上含量极微的稀散元素，却又是人和动物体生命中必不可少的必需微量元素，这似乎是一个很大的矛盾，但无可辩驳：这就是美好的自然界残酷的一面，是人类和动物进化过程中不可逾越的造化难题，完全遵循"适者生存"和"优胜劣汰"的进化法则。

　　硒是人体健康的保护神，在机体内发挥重要的抗氧化防御功能，能够清除自由基和各种脂质过氧化物，保护组织细胞与细胞膜，修复损伤的脱氧核糖核酸（DNA），排除体内有害的金属与非金属元素，调整与增强体液免疫和细胞免疫功能。此外，硒还具有许多特殊的非抗氧化功能，如抗肿瘤作用、脱碘酶脱碘作用、拟胰岛素样作用、抗血小板凝集作用等等。

　　显然，人体的健康离不开硒，而现代人的健康和疾病问题很多，纵然原因错综复杂，但缺硒是不可回避的一项重要因素。那么，为什么现代大多数人的机体都会不同程度地缺硒呢？

　　首先要知道一点，人体自身不能合成硒，人体中硒的来源主要是食物，所以产生食物的各种环境尤其自然环境显得十分重要。

　　研究认为，现代人缺硒有以下五大原因。

　　第一是自然环境缺硒。从全球态势来看，我国和美国、加拿大等国都处于低硒自然环境带。就我国而言，从东北到西南为一条地理缺硒带，华东沿海及华南一带同样为缺硒区，全国约 72% 的地区缺硒（每千克作物含硒 50μg 以下），其中严重缺硒地区为 29%（每千克作物含硒 20μg 以下）。因为这些缺硒地区又恰恰是我国主要农作物生产区，导致我国近 95%的粮食中硒含量达不到国际规定的标准，所以造成国民膳食中普遍缺硒。研究显示，硒从自然环境（主要是土壤）到植物，再从植物到动物，从动物到人体（或从植物直接到人体）的生态链，最后重新回归大自然，这是一个损失性循环，因为有很多途径能把可利用的硒变成难以利用的零价硒，如此过程不断重复，尽管大自然中硒元素含量未减，但供生物体利用和参加再循环的硒便逐渐减少了。硒本来属稀散元素，加之生物体可利用硒的不断减少，更容易使植物，继而使动物和人类发生缺硒现象。

第二是环境破坏和污染。许多农药、化肥及冶炼印染化学残留物等拮抗硒的吸收，而侵入人体的有害物质可增加硒的消耗，又导致机体相对缺硒。

第三是饮食结构不合理。作物丰盛导致许多人偏食挑食，粮食的过度精细加工导致硒的丢失（研究认为硒在这一过程中可丢失 50%～75%），果蔬去皮同样导致硒的丢失（硒与许多维生素一样，在果蔬和各种作物的外表皮中含量较高，谷物精细加工会使其大量丢失，果蔬去皮同样会使其大量丢失，而当今由于果蔬栽培中农药的广泛喷洒导致食用时不得已去皮），种种原因使食物中硒摄入量减少。

第四是烟酒不良嗜好。烟酒不良嗜好导致硒的吸收可能遭受拮抗而减少，机体为防止这些有害物质对组织细胞（如肝细胞、肺组织细胞、神经细胞等）的损伤又增加了硒的消耗。如香烟中含有重金属镉，硒蛋白与镉结合形成镉－硒蛋白复合物排出体外，硒随之被消耗。

第五是年龄及疾病因素。中老年人与一些慢性病患者肠道吸收功能下降，导致硒摄入不足，而这类人群因组织细胞的老化或患病组织细胞的修复需要，机体内硒的消耗却在增加。

所以，现代大多数人都不同程度地缺硒，尤其是低硒地区人群、在污染环境中工作与生活的人群、有不良饮食习惯与不良嗜好人群以及中老年人与慢性病患者。

116　我们应当如何科学合理地补硒呢？

硒对人体健康的重要性毋容置疑，而现代人尤其我国国民普遍处于缺硒的状态。

在自然界，可被生物体利用的硒分为植物活性硒（有机硒）和无机硒两种。

土壤和水中90%以上的硒是无机硒，以亚硒酸盐和硒酸盐为主，肠道吸收率仅为50%左右，且毒副反应较大，1500μg/日即可发生急性中毒症状，无机硒进入人与动物体后先经机体生物学作用转化为有机硒（硒代半胱氨酸、硒代蛋氨酸或硒蛋白）方可真正被机体利用发挥其生物学作用。所以无机硒不适合用于人体补硒，美国、日本等发达国家已经禁止在食品甚至在动物饲料中添加亚硒酸钠等无机硒，国内除地方病流行地区外，也已严格限制无机硒的使用。由于水中硒含量（尤其是低硒区）很少，所以人体从水中摄入无机硒量是微乎其微的。

植物活性硒来源有二。一是在天然食物链中自然合成的"生物硒"，是植物和农作物在生长过程中，通过光合作用和高效生物转化作用，将土壤与水中吸收的硒元素（主要是无机硒）转化为有机硒（硒代氨基酸与硒蛋白）并储存于体内，供人和动物食用。人可从植物食品（粮食、蔬菜、水果等）与动物食品（肉、蛋、内脏等）中摄取到植物活性硒。研究显示，这些食物中含硒量不同，一般顺序是：动物内脏＞海产品＞河鱼＞蛋类＞肉类（牛肉硒含量例外地接近内脏）＞谷物＞果蔬。由于不同地区土壤中硒含量不同，这些食物中含硒量随地区而变化，缺硒区生产的任何食物含硒量都达不到国际标准，相对来说，低硒区动物食品含硒量高于植物食品，而高硒区植物食品含硒量却高于动物食品。这类自然生成的植物活性有机硒肠道吸收率普遍为90%以上，有的甚至接近99%，极易为机体吸收利用。但遗憾的是，除了极少高硒或富硒地区外，许多缺硒与变动区的人群从食物中得不到足够的硒元素。植物活性硒的另一个来源是通过生物转化工程技术使无机硒与氨基酸结合，经人工生产的有机硒，为"非生物硒"，是国际上允许人类使用的硒强化制剂。有机硒制剂中，硒一般以硒蛋氨酸形式存在，肠道吸收率为80%以上，摄入机体后易在组织中储存和被吸收利用，在硒的界限中毒量范围之内摄入是高效无毒的。

当前世界上根据生产工艺不同，有机硒强化制剂有硒酵母、麦芽硒（被认为是目前硒产业发展的最高阶段）、硒化卡拉胶（硒酸酯多糖）等，我国主要产品制剂为硒酵母。

为研究硒摄入后在人体内运载、代谢、转化和储存形式与机制，研究人员做了一项很有意义的试验：分别以亚硒酸钠和硒蛋氨酸两种形式给低硒者补硒，结果两种形式对于提高机体谷胱甘肽过氧化物酶（GSH-Px）活性的效果一样，但在 GSH-Px 达到饱和后，亚硒酸纳组不再使机体硒水平升高，而硒蛋氨酸组机体硒水平仍可升高。这项研究说明，人体内存在两个硒代谢库。库Ⅰ的硒包括摄入体内除硒蛋氨酸以外的所有硒化合物，直接被机体组织细胞利用，不能进入库Ⅱ，不能储存，也不能转化为硒蛋氨酸；库Ⅱ的硒仅为硒蛋氨酸，可以存储，也可以进入库Ⅰ被机体组织细胞利用，还可转化为硒代半胱氨酸、二甲基硒代半胱氨酸、硒蛋白（包括 GPx 等系列含硒酶）等硒化合物被组织细胞利用。自然食物中的有机硒含硒蛋氨酸、硒代半胱氨酸、硒蛋白等硒化合物，其中谷物中硒蛋氨酸含量约在50%以上，肉蛋等动物食物中硒蛋氨酸含量更高；人工生产的有机硒制剂则主要以硒蛋氨酸形式存在。硒蛋氨酸摄入人体后可以直接被利用或转化，也可储存，以备机体增加需要时动用。两个硒代谢库的发现，说明了微量元素硒在机体内的特殊重要性。进一步研究发现，人体肌肉中硒浓度较低，但含量占全身硒含量 1/2 以上；肾脏组织硒浓度最高，其次是肝脏组织、血液，它们组成了人体硒的储存库。

我们已经讲过现代人缺硒的五大原因，我国当前有 7 亿多人口因生活在缺硒地区缺硒，其中 4 亿人口严重缺硒，另有近 6 亿人口虽然生活在硒变动区，仍然时有缺硒情况出现，只有生活在高硒与富硒区的不足 1 亿人口无缺硒威胁，所以除了提倡广大人群日常注重选用含硒量较多的食品外，额外补硒，即科学合理地补充有机硒制剂（强化剂），开展全民补硒工程是一项重大的举措。科学合理补硒，首先是要让人们普遍知道为什么要补硒，再是补什么样的硒高效无毒。

接下来的一个重要问题是：硒摄入的适宜量是多少？不同人群的硒需要量各为多少？

我们知道，人体由 26 种必需化学元素组成，其中 11 种为宏量元素，I5 种为微量元素。无论哪种元素，在机体内都有一定的需要量，量多或量少都会影响健康并引发相关疾病。尤其微量元素，虽然在机体内仅占极微的量，但限制却很严格，超量常常会发生中毒，缺乏可引起许多相关疾病，甚至因代谢障碍导致死亡。

必需微量元素硒在人体内总含量仅为 13～21mg，且随代谢随时在消耗或排出体外，所以需要不断摄入，以保持体内总量的恒定。

研究显示，当人体红细胞中硒达 0.14μg/ml 时，血浆中谷胱甘肽过氧化物酶（GSH－Px）的活性达到饱和与平衡，不再随硒摄入量增加而增加，维持 GSH－Px 活性达到这个平衡水平所需的硒摄入量即为成人生理需要量，也就是推荐膳食供给量，最低为每天 50μg，美国营养学会以此建议人体硒的适宜摄入量为每天 50～200µg。

但是，美国科学家 Whanger 等研究人员推荐膳食中硒的最大安全剂量为每天 819µg；我国高硒地区湖北恩施县人群每天硒摄入量高达 1500µg 而未曾发现任何毒副作用。所以，一般认为硒摄入量每天小于 800µg 是安全的。

目前国际公认的硒水平分级为：中毒量为全血硒≥1000µg/L，高硒量为全血硒≥500µg/L，正常量为全血硒≥100µg/L，硒缺乏为全血硒≤100µg/L，硒极度缺乏为全血硒≤50µg/L。综合世界各国资料显示：如果长期日摄入硒≥800µg/天可达中毒量全血硒水平，≥200µg/天达高硒量全血硒水平，≥40µg/天达正常量全血硒水平，≤40µg/天达硒缺乏全血硒水平，≤17µg/天达极度硒缺乏全血硒水平。

我国学者杨光圻及其团队研究发现，血浆 GSH‒Px 活性达到饱和的硒需要量为每天 35～40µg，而人体内 GSH‒Px 仅占全身硒量的 30%，全身硒量约 65% 存在于迄今已发现的 25 种硒蛋白中，机体内硒蛋白‒P 水平随硒摄入量而提高，直到 60µg 方达平台期，所以最新的膳食硒摄入最低推荐量调整为 60µg。同时研究还指出，硒蛋白 P1（SEPP1）水平达到平衡的硒摄入量经体重和个体变异适当调节后，是指导国家制定或修订膳食硒摄入量参考标准（DRIs）的最佳指标。

世界各国根据各自国情制定了本国的膳食硒摄入标准，美国 FNB（美国食品营养委员会）推荐成人每天膳食硒摄入量为 50～200µg。我国营养学会及预防医学科学院营养食品卫生研究所采用杨光圻教授的研究结果（并被 FAO、WHO、IAEA 三大国际机构采用）如下。

硒的最低需要量为每天 17µg（用安全因子 1.25 处理后膳食

硒每天最低供给量为 21μg）。

硒的生理需要量为每天 40μg。

硒的界限中毒量为每天 800μg。

推荐膳食供给范围（每天适宜摄入量）为 50～200μg（200μg 用安全因子 1.25 处理后为 250μg）。

膳食硒最高安全摄入量为每天 400μg（用安全因子 1.25 处理后为 500μg）或每天每公斤体重 7μg。

这里需要补充说明的是：①膳食中的硒为植物活性有机硒，生理需要量 40μg 用安全因子 1.25（或 1.3）处理后得出膳食每天适宜摄入最低量为 50μg；②根据杨光圻教授的研究，每天硒摄入量 800μg 是硒中毒的界限值，按照对人体健康充分保护的原则，科学界一般采用界限值/3.3 作为人体适宜摄入量的上限，为此推荐膳食硒供给范围上限定为 240～250μg（我国定为 250μg）；③成人体重个体不同，每天最高安全摄入量按每公斤体重 7μg 测算更合适，而不限于 400μg；④全世界普遍缺硒的除中国外，还有芬兰、英国、新西兰等 40 多个国家和地区，由于自然界存在硒消耗，所以各国都在适时调整硒摄入标准，中国营养学会已于 2014 年将我国每天膳食硒推荐供给范围调整到 60～250μg（而非 50～200/250μg）；⑤儿童、老年人、慢性病患者（包括癌症患者）、特殊工作人群另有硒摄入量参考标准；⑥由于硒的生理需要量和最高安全摄入量范围较窄（40～400μg），故补硒应选择高效无毒的植物活性有机硒制剂，限制使用无机硒。

我们从这一推荐标准中看到，每天硒摄入量低于 17μg，血硒值为极度缺硒状态，不能满足人体生理与代谢需要，会出现诸如克山病之类的地方性疾病；只有每天硒摄入量达到 40μg，血硒值处于正常水平，一般可符合人体生理与代谢需要。但是，当

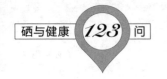

机体处于劳作、运动、疲乏、环境污染、面临致病微生物感染、自身免疫功能失调、癌症与心脑血管疾病等各种急慢性病变时，机体硒消耗增加，相应需要量增加，所以血硒值经常保持在较高一些的水平才能保证机体的健康。我们期待血硒值与富硒地区人群相当，但又远离界限中毒水平。研究认为，每天从膳食中摄入硒 100～250μg（一般为 150μg）最为适宜，可使血硒值维持在一个有益于健康的最好水平。

但是十分遗憾的是，要达到每天膳食硒摄入 100～250μg（一般为 150μg），在处于 72%国土面积缺硒的我国，除了湖北恩施、陕西紫阳、广西巴马、安徽石台、海南澄迈、江苏如皋等少数富硒地区（人口相加不到 1 亿）外，绝大多数地区人群均难以达到，即使是非缺硒区的变动区也达不到这一要求。依据近十年国内的部分调查资料，显示华东地区（南京、苏州等地）居民日均硒摄入量基本为 40μg 左右，这一结果虽然符合生理需要量，但低于营养学会推荐的 50μg 标准，更何况 2014 年以后中国营养学会已将日硒摄入量推荐值提高到 60μg。华北（北京等地）居民日均硒摄入约为 60～80μg，虽达推荐标准，但也不是 100～250μg 的每天最适宜摄入量。那么，如何解决这个差额呢？毫无疑问，选择只能是额外补充，而且是补充植物活性有机硒制剂（强化剂）。在实际生活中究竟应该补充多少为宜呢？以南京为例，减去原来日常膳食中硒摄入量 40μg，应补充有机硒制剂 60～210μg（一般为 110μg），微调后得出 50～200μg（一般为 100μg）；以北京为例，减去原膳食硒摄入量后再微调，结果为 50～150μg（一般为 100μg）。

所以，全国除了高硒或富硒区人群不需补充有机硒强化剂，严重缺硒区（地方病流行区）由国家按公共事业给予专项治理外，其他包括缺硒区与变动区的人群都应开展科学合理的补硒工程。建议普通成人每天补充植物活性有机硒制剂 50～150μg 或 200μg（一般为 100～150μg），由于目前国内有机硒制剂产品规格为 50μg/片或 100μg/胶囊两种，所以实际使用硒制剂补硒时，建议经微调处理后选择 50μg 或 100μg 的正倍数进行矫正。

对于儿童、老年人、慢性病患者（包括癌症患者）、特殊工作等人群，因个体硒消耗增加，上述标准尚不足以满足个体硒的需要，为此中国营养学会 1988 年制定并发布了不同年龄、不同岗位、不同疾病患者的每日硒需要量与补硒参考标准（表 1），这是当前我国最具权威性的一个参考标准，供不同人群与个体参照。

表 1　补硒人群用量（微克/天）

人群	补硒量
癌症患者	200～400
接受放化疗的癌症患者	400～900
肝病、肾病患者	250～350
心脑血管病患者	250～300
糖尿病患者	300～400
孕妇、乳母	50～100
儿童	25～50
交警、司机	100～200
久病不愈者	100～200
长期吸烟、饮酒者	100
被动吸烟者	50～100
使用手机、操作电话者	50～150
亚健康状态者	50～100
运动员比赛时	250
从事有毒、有害工作者	100～200

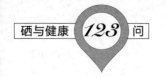

这里介绍一项 20 世纪 90 年代所做的肿瘤临床治疗工作：鉴于植物活性有机硒制剂硒酵母在界限中毒量范围内使用时高效无毒，单次中毒剂量为 5000μg/日，短期内临床使用较高剂量不会蓄积，课题组为癌症患者化疗期间辅助使用硒酵母 2400～4000μg 连续 1 周，化疗所致胃肠道反应与骨髓抑制毒性反应均有显著降低，而未发现硒酵母的毒副反应。然而由于近年来癌症化疗辅助保驾（止吐与升血）手段已较完善，本课题已无继续进行和推广的必要，现已不再使用大剂量硒酵母制剂预防肿瘤化疗的毒副反应。但是，癌症患者每天的硒摄入量显然要高于正常人，尤其在接受化疗或放疗期间。国际生物无机化学协会主席 Sehrauzet 博士等学者认为："硒的摄入量提高到食品与营养委员会推荐水平的一倍左右时，可以防止许多癌症病例。"

老年人由于代谢和生理需要，硒消耗较多且随年龄增加而增加，所以补充植物活性有机硒制剂时，应比普通成人提高或增加 50～100μg/日。

目前研究发现，人体内硒蛋白有 25 种，其中肌肉硒蛋白可能对肌肉组织的强健和疲劳恢复具有一定帮助作用，所以运动员训练与比赛期间补充有机硒制剂具有一定裨益，而硒是人体生命必需微量元素，不属于违禁药品。

117　如何正确服用硒制剂？

硒作为机体内必需微量元素，担负着抗氧化防御、清除自由基、双相调整体液免疫与细胞免疫、拮抗有害金属与非金属元素以及调节甲状腺激素、抗肿瘤、辅助胰腺内分泌作用、防止血栓形成等生物学作用。所以，尽管体内总量只有 13～21mg，但时刻在不断代谢、利用、消耗与排出，为维持体内硒的平衡，保证相关各项功能正常，必须每天都要适量摄入硒。鉴于膳食硒（植物与动物体内天然合成的植物活性生物硒）摄入（除了极少数高硒或富硒地区）往往不能满足机体健康需要，不同人群都需根据不同情况服用有机硒制剂（人工生产的植物活性非生物硒）进行补硒。实际上，硒与组成人体的 11 种必需宏量元素和其他 14 种必需微量元素一样，都在时刻不断地进行代谢和排泄，当然都应该不断地吸收或摄入，这就是新陈代谢。

研究认为，硒在人体内生物半衰期（生物效应下降一半所消耗的时间）与血浆半衰期或消除半衰期（在体内浓度下降一半所需要的时间）为 11 天，说明代谢较快，时时不断在转换、利用、消耗、排出，所以需要不断摄入与吸收来补充。除非长时间超过每天安全摄入量使用（如每天普通成人摄入植物活性有机硒 500μg 且持续一年以上），正常人按照营养学会提供的摄入标准，每天坚持补硒是安全有益的，不会发生蓄积中毒。虽然人体的消化道、呼吸道、皮肤等器官、组织都可以吸收硒（自然界只有单质硒不能被人体吸收），但主要还是靠消化道从食物中吸收摄入，摄入的硒在人体内通过血浆运载输送到各相关器官组织供代谢需要或储存。

因为硒主要在消化道的十二指肠通过黏膜吸收，而空肠与回肠是次要吸收部位，所以为方便十二指肠黏膜充分吸收，补充服用硒制剂时应空腹为宜，片剂应嚼碎，胶囊应去掉囊壳（胶囊壳为肠溶，不利于十二指肠黏膜吸收其内容物），胃酸不会破坏硒酵母成分（硒酵母是目前我国国内最常使用的有机硒制剂）；80 ℃以下水温对有机硒亦无破坏作用，所以服用时用温开水或

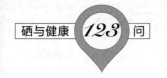

凉开水均可。因每天适宜摄入量安全无毒副作用，全日量一次服用即可。有学者认为硒摄入后，经吸收、代谢进入血液循环，这个过程约小于 24 小时，一次服硒会使血液中出现一个峰值与一个低谷；如早晚二次服用，可使血硒水平相对均衡保持在某一较高水平，硒在体内的生物学效应也相应均衡保持，尤其对老年人可能更适宜。但是，由于以有机硒制剂进行强化补硒时，一般成人每天剂量在 50～150μg 或 200μg 之间，多数为 50～100μg，按目前国内有机硒产品规格，仅为 1 片或 1 粒（胶囊），所以服用一次即可；只有每天补硒 200μg 及以上剂量时可分两次服用。

补充硒制剂（除某些地方病流行区由国家安排外）一定要用植物活性有机硒而不用无机硒，因无机硒肠道吸收率低（仅 50% 左右），毒副反应大，吸收后还须在体内进行生物转化。目前国内植物活性有机硒制剂与产品多为酵母硒，硒含量在 90% 以上，成分以硒蛋氨酸为主，肠道吸收率（即生物利用度）在 80% 以上，在每天适宜硒摄入标准范围内，高效无毒，各项指标都接近动植物膳食中的植物活性有机硒。虽然在制作过程中会掺有一些无机硒成分，但正规生产厂家（GMP 达标）经严格监审的产品中无机硒含量不超过 10%。其实，动植物膳食中也含有一些无机硒，尤其水中的硒都是无机硒，不过摄入人体的无机硒量仍然是微乎其微的，一般不会超过 10%。近年来，随着技术进步，一种更好更接近食物中植物活性有机硒的产品麦芽硒问世，其肠道吸收率（生物利用度）更高，更高效无毒，麦芽硒咀嚼片使用方便，尤其适合幼儿及儿童服用。

对于幼儿与儿童，营养学会推荐的每天补硒适宜剂量为：1～3 岁 20μg，4～6 岁 40μg，7 岁以上 50μg。研究显示，儿童缺硒会影响生长发育，补硒对增强儿童体质、预防常见的呼吸道感染和普通感冒、流感以及防治少儿近视眼等有很好作用。

研究提示，补充有机硒制剂时，如同时根据不同人群个体情况，适当配合补充其他营养物质会有更好效果。例如：同时服用维生素E可增强抗氧化作用，维生素E还可对抗硒可能发生的因长期过量摄入或蓄积出现的毒性反应；儿童经常出现缺锌情况（发生率近60%），所以儿童同时适量补锌可促进身体发育（尤其是智力发育），增强机体免疫力；中老年人同时补钙可促进钙的吸收与利用等等。

这里需要强调的是，选择植物活性有机硒制剂产品时，一定要选择有资质的正规厂家生产的产品，认清产品正式批准文号。

"国药准字"号的产品出厂前经国家药品监管部门严格检验审核，因属治疗用药范围，所以含量准确，质量可靠，价格合理，可谓物美价廉，但须从医院或正规药店取得。尽管"国药准字"号的产品是主要针对某种疾患者群用药，但对于需要补硒的广大人群是非常适宜的。

还有一种植物活性有机硒制剂为保健品，目前我国市场上的保健品批号有两种，一种是"卫食健字"，一种是"国食健字"，是由国家市场监督管理总局批准生产和销售的保健食品，是指具有特定保健功能或者以补充维生素、矿物质为目的的食品，也就是适宜于特定人群食用，具有调节机体某些功能，不以治疗疾病为目的，并且对人体不产生任何急性、亚急性或慢性危害的食品。显然，保健食品因非治疗疾病所用，出厂产品的监督与审核自然没有药品制剂严格。所以选用属于保健品范畴的有机硒产品时，更要注意批准文号、生产企业资质、产品或商品来源，而且要从正规药店或商店购买。无论如何，不能轻易购置一些来历不明的所谓硒保健品，这些假冒伪劣的物品，有的根本不含硒，有的是用无机硒（亚硒酸盐等）替代冒充有机硒，有的则是生产技术不达标的有机硒产品（其中混有大量无机硒成分及其他杂质）。

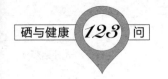

118　哪些食物中含硒较多呢?

人体自身不能产生硒,只能从膳食中摄入硒。已知地球上大多数地区缺硒,我国 72%以上国土面积缺硒,涉及人口七亿多。实际上除了富硒地区不到一亿的人口外,几乎十亿多人口不同程度地缺硒。所以,日常膳食中如何选择含硒丰富或含硒较多的食物是非常重要的一门学问,也是广大民众需要普及的科学知识。

自然界里,各地水土尤其是土壤中含硒量不同,造成严重缺硒、低硒与高硒、富硒不同级别的四类地区,不同地区的植物与农作物随生长地土壤的含硒量而不同,同一种植物的含硒量在低硒地区和高硒地区相比,相差可达千倍。如我国高硒地区所产粮食的硒含量平均高达每公斤 4～8mg(400～800μg/100g),而低硒地区所产粮食的硒含量仅平均每公斤 0.006mg(0.6μg/100g)。即使在同一地区,不同植物蓄积硒的能力和程度不同,导致不同植物含硒量也不同,而动物随其食物来源决定了其体内硒水平高低不同,所以,不同地区来源的植物或动物食物,含硒量不同;同一地区来源的植物与动物食物,因种类不同含硒量也不同;由于动物机体不同器官组织中硒元素分布不同,所以同一动物体不同部位的食材含硒量各不相同。

研究显示,由于不同地区土壤中硒含量不同,无论植物性食物与动物性食物,含硒量随地区而变化。缺硒区生产的任何食物含硒量都达不到国际标准,相对来说,低硒区动物食品含硒量高于植物食品,而高硒区植物食品含硒量却高于动物食品。所以,在评价某一种食物的含硒量时,要避开低硒区和高硒区两个极端,选择中间的硒正常区(变动区)的植物与动物食物进行检验。

当然,由于不同检验部门取材或选材不同以及应用检验技术不同,经常看到各种文献资料对同一食物或药材含硒量的检测数据不尽相同，有的差别很大。为此，建议大众在查阅这些资料时，尽可能多参阅一些相关资料，尤其遇到数据相差悬殊时，更应参阅一些专业性较强的书籍和文献，必要时可向专业人士请教。这里收集了我国硒正常区（即变动区）220种常见食物含硒量统计资料的相关数据（表2），供大众参考。

表2　220种常见食物中硒含量的数据表（微克/100克）

食物名称	含量	食物名称	含量	食物名称	含量	食物名称	含量
干竹荪	638.00	羊肝	17.68	绿豆	4.28	茴香	0.77
魔芋精粉	350.15	三文鱼	17.20	红糖	4.20	松子	0.74
鱼子酱	203.10	羊心	16.70	榛子	4.00	枇杷	0.72
干黄花菜	173.40	猪大肠	16.95	花生	3.94	油菜	0.79
鱿鱼干	156.10	田螺	16.73	红豆	3.80	土豆	0.78
干海参	150.00	羊心	16.70	黑木耳	3.72	柚子	0.70
蛏子	121.20	海蜇	16.60	莲子	3.36	草莓	0.70
猪肾	111.80	鲢鱼	15.68	杏干	3.33	莲藕	0.70
干松蘑	98.44	鲤鱼	15.38	豆油	3.30	西兰花	0.70
牡蛎	86.64	甲鱼	15.19	榴莲	3.26	大葱	0.67
海蟹	82.65	猪心	14.94	黑米	3.20	胡萝卜	0.63
金枪鱼	78.00	鲫鱼	14.31	绿茶	3.18	金桔	0.62
蛤蜊	77.10	大蒜	14.00	薏米	3.07	白萝卜	0.61
虾米	75.40	鱿鱼	13.65	银耳	2.95	茼蒿	0.60
干贝	76.30	猪肚	12.76	紫米	2.88	山药	0.55
虾皮	74.43	干桂圆	12.40	南瓜子	2.78	莴笋	0.54
紫花豆	74.06	牛肝	12.00	葡萄干	2.74	山竹	0.54
牛肾	70.30	鹌鹑肉	11.67	香菇	2.58	香菜	0.53
芥末	69.01	羊头肉	11.18	粳米	2.50	绿豆芽	0.50
干鲍鱼	66.60	兔肉	10.93	红薯	2.50	柠檬	0.50

食物名称	含量	食物名称	含量	食物名称	含量	食物名称	含量
小麦胚	65.20	瘦猪肉	10.60	毛豆	2.48	鲜辣椒	0.50
鲜海参	63.93	瘦牛肉	10.55	高粱米	2.31	鲜贝	57.35
羊肾	58.90	鸡胸肉	10.50	糙米	2.23	鸭肝	57.27
鲜淡菜	57.80	菠萝蜜	10.47	牛乳	1.90	河蟹	56.72
炒葵花籽	56.68	羊肚	9.68	玉米	1.63	南瓜	0.46
红茶	56.00	海带	9.54	缸豆菜	1.40	茭白	0.45
海虾	56.40	羊肺	9.33	韭菜	1.38	荷兰豆	0.42
小黄花鱼	55.20	牛肚	9.07	酸枣	1.30	黄瓜	0.38
蛤蜊	54.31	苜蓿	8.53	蚕豆	1.30	甜椒	0.38
黄鱼	42.57	猪血	7.94	菜心	1.27	苦瓜	0.36
干豌豆	41.80	小龙虾	7.90	空心菜	1.20	橄榄	0.36
章鱼	41.68	狗肉	7.30	小白菜	1.17	杨梅	0.31
干白蘑菇	39.18	紫菜	7.22	生菜	1.15	橙子	0.31
羊脑	38.12	瘦羊肉	7.18	雪梨	1.14	猕猴桃	0.28
鸡肝	38.60	麸皮	7.10	哈密瓜	1.10	金针菇	0.28
青鱼	37.69	黑豆	6.79	鲜平菇	1.07	鸭梨	0.28
带鱼	36.57	腐乳	6.70	红枣	1.02	黑枣	0.23
泥鳅	35.30	草鱼	6.66	菠菜	0.97	冬瓜	0.22
腰果	34.00	上海青	6.33	黄豆芽	0.96	樱桃	0.21
干桑椹	34.00	黄豆	6.16	牛心菜	0.96	菠萝	0.20
对虾	33.72	驴肉	6.10	扁豆	0.94	葡萄	0.20
鹅蛋	33.60	猪蹄	5.85	洋葱	0.92	百合	0.20
羊排	32.20	葵花籽	5.78	刀豆	0.88	西瓜	0.17
干扁豆	32.00	桑椹	5.65	芥兰	0.88	西红柿	0.15
鸭蛋	30.70	鸡肉	5.40	香蕉	0.87	荔枝	0.14
鸭肉	10.00	木瓜	1.80	长白菜	0.49	牛排	27.98

续表

食物名称	含量	食物名称	含量	食物名称	含量	食物名称	含量
大麦	9.80	豌豆	1.74	茄子	0.48	鸡蛋黄	26.00
花豌豆	9.72	酸奶	1.71	芹菜	0.47	鹌鹑蛋	25.48
鳕鱼	24.80	核桃	4.62	芝麻	4.70	柿饼	0.83
豆腐干	23.60	香稻米	4.60	花菜	0.82	桃子	0.10
鸡蛋	23.30	杏仁	4.40	肉桂	0.80	竹笋	0.04
猪肝	19.21	燕麦	4.31	苹果	0.12	草菇	0.02
小麦粉	5.40	丝瓜	0.86	甘蔗	0.12	荷叶	0.01
小米	4.74	杨桃	0.83	蓝莓	0.10		

注：除谷物与表明干制品外，均以鲜重计。

通过这些资料与数据可以看到，日常食物中含硒量不同，同样重量的食物含硒量相差百倍、千倍甚至万倍。一般来说：海产品和动物内脏含硒量较高，多为 40~150μg/100g；蛋及肉类次之，多为 10~40μg/100g；鱼类食物高于肉类食物；蛋类略高于肉类（蛋黄高于蛋清）；干果谷物含硒量较低，多为 2~10μg/100g；蔬菜与水果中含硒量最低，多为 1μg/100g 以下，但有特殊品种例外；蛋白质含量高的食物含硒量高于蛋白质含量低的食物；所有干制食物较同种新鲜食物含硒量高，因为减掉了水分。新鲜魔芋含硒量仅 0.85μg/100g，而魔芋精粉含硒量高达 350.15μg/100g。竹荪为长裙竹荪的别名，又名竹参，是一种珍贵的食用菌，历来被认为是"山珍之首""宫廷的南方贡品"，竹荪不仅味道鲜美，其营养价值极高，干竹荪含硒量是本资料数据表中最高的，达638μg/100g。一些品种的干蘑硒含量可与海产品相比。黄花菜又称金针菜，干黄花菜含硒量是普通白菜的 400 倍左右，被誉为"天然硒库"，并富含钙质，是补硒与补钙的佳品，但新鲜黄花菜因含有秋水仙碱，人服食后易发生中毒而应慎用。苜蓿为一种多年生草本植物，又称金花菜，既是一种蔬菜，又是牧草之王，还用作药材；苜蓿含硒量很高，但不同品种含硒量差别较大，食用苜蓿菜含硒量为 8～9μg/100g，而牧草中可达 32～122μg/100g；服食苜蓿菜虽然营养丰富，但其中却含有一种天然有毒成分即刀豆氨酸，长期食用可能会导致机体免疫功能失调而引起自身免疫性疾病（主要疾病之一是全身性红斑狼疮）。上海青在常见蔬菜中属含硒量较高者，菠萝蜜则是常见水果中含硒量最高的。检验还发现，牛奶的含硒量是人奶的一半。

在实际应用中，还应考虑一个生物利用度（及生物利用率或吸收率）的问题。不同动植物来源的食物生物利用度不同，硒化合物的组成和结构不同，硒的生物利用度也不相同。我们知道，无机硒的生物利用度很低，有机硒生物利用度远高于无机硒，其中植物食物中的有机硒生物利用度又高于动物食物。所以，我国农村居民虽以谷物及豆类食物为主，含硒量较低，但生物利用度较高，从而在一定程度上弥补了硒摄入不足。海产品虽然含硒较高，但由于其中的甲基汞可与硒结合成非活性物质导致硒生物利用度较低。肉类食物虽然硒的生物利用度不及植物食物，但硒含量较高，仍是人体硒的可靠来源。在新西兰等一些国家，虽然地处低硒地带，由于当地居民以动物性食物为主，所以人群缺硒的状况并不明显。然而，动物脏器因含胆固醇较高而不利于中老年人与心脑血管疾病患者食用。

尽管依据这些知识，公众可以在日常膳食中选择含硒较多的食品和食材，然而我们可以看到，虽然有些食物含硒较多，可总体来说，普通食物中含硒量还是有限的。有些食物含硒量虽高，但却不能常食，一则因为有的食材资源有限难以经常获得，二则有的食材价格颇高难以承受，三则一些食材长期或大量食用可能由于其中含有其他成分而引发相应中毒症状或相关疾病。所以，现实中除了极少数高硒或富硒地区外，硒正常区（即变动区）的人群，虽然每天膳食中摄入硒略高于 50～60μg，除了注意日常饮食中多选择安全易得的含硒较高的食物以外，仍要科学合理补充植物活性有机硒制剂，使自身硒摄入量达到 150～250μg 的理想状态。

随着现代科技与工业的高度发展，人们开发了一系列含硒或富硒的保健食物与食品（称为外源硒富硒食品或人工有机硒食品），比如富硒鸭蛋、富硒鸡蛋、富硒大闸蟹、富硒猪肉、富硒大米、富硒小麦、富硒苹果、富硒灵芝宝、富硒蘑菇、富硒蔬菜、富硒茶叶等等。这些人工富硒食物，若经过严格的审核与检验，是可以放心食用的。只是在使用中一定要注意以下几点。

第一点，要了解清楚所选产品的含硒量，也就是要明确所选产品或食材每 100g 中含硒多少微克，这样才能确定你一天通过该产品所摄入的有机硒量。比如，产品注明此富硒鸡蛋硒含量为 40μg（比普通鸡蛋含硒量高了近一倍），如果一个鸡蛋 50g 重，则一个富硒鸡蛋含硒 20μg。

第二点，要了解所选产品本身的主要构成成分以及每天最大合理服食量。比如一个 50g 重的鸡蛋主要成分为蛋白质 6～7g，脂肪 5～6g，以及大量胆固醇等。研究认为，鸡蛋营养价值虽高，但不宜多食，老年人每天进食 1～2 个即可，体力劳动者、青少年生长发育期、孕妇或产妇每天可食 2～3 个，否则易导致营养过剩并加重肝脏、肾脏负担。对于肾功能不良的人，摄入蛋白是有严格限制的，而高血脂及高胆固醇的人群应限制脂肪和胆固醇的摄入。所以，若每天食用 2 个富硒（40μg/100g）鸡蛋，可从中摄入硒 40μg。如果从富硒谷物或其他富硒产品中摄取硒，同样要进行测算，并要避免不同人群的食物或营养成分的限制与禁忌。

第三点，安排每天硒摄入量时，先计算本地区人群平均每天膳食硒摄入量（华北及北京地区约为 60～70μg），加上富硒产品中硒含量，如达不到营养学会推荐的每日硒摄入标准时，可用有机硒制剂补充。

第四点，长期服食硒含量过高的食物或富硒产品与食材时，切记不要超过营养学会推荐的每天硒最高安全摄入量。

第五点，来历不明和硒含量不明确的硒保健品要慎用或不用。

研究提示，有些中药材含硒较高，如黄芪、菟丝子、肿节风、灵芝、银杏、白果、枸杞子、红花、菊花、生地、熟地、赤芍、川芎、刘寄奴、决明子、姜黄、三棱、当归、丹参等。其中黄芪属自然界的原生硒积聚植物，含硒量很高，曾被认为是地球上最积聚硒的植物。当然，因生长地不同与品种不同，黄芪含硒量差别也很大，甚至可以达到成百上万倍。2011 年江苏硒生物工程技术研究中心检测的一个黄芪品种含硒 91.30μg/100g，而搜集文献资料可知，不同黄芪硒含量不同，最低仅 2μg/100g，最高可达数百微克/100g，甚至数千微克/100g，或上万微克/100g。如果硒含量超越数千微克/100g，要考虑是否有生长环境中土壤硒污染的问题，当然在严重硒污染的土壤中，任何植物或作物含硒量都会非常高，人和动物食用这样的植物食物，可发生硒中毒情况。医学上治疗所用黄芪药材（北黄芪为主），含硒量一般为 100～300μg 上下/100g。黄芪的补气固阳及扶正功效与硒的抗氧化作用和双相调整机体免疫功能的作用颇为一致。中医治疗糖尿病所用方剂——消渴饮中黄芪为主药之一，硒的拟胰岛素样作用显然是起到一定作用的。中医在治疗一系列自身免疫性疾病，如自身免疫性甲状腺疾病、风湿性关节炎、多种皮肤病等，几乎都使用黄芪。如果用西医学解释，黄芪的许多药效是通过硒元素实现的。检测显示，菟丝子硒含量高达 635μg/100g，肿节风硒含量为 500μg/100g，美国西洋参硒含量仅 15μg/100g。

许多动植物食材既是食物，又可作药材，比如牡蛎、干贝、牛鞭、枸杞子、仙人掌、香菇、杏仁、薏苡仁、大枣、山药、百合等等。这些可作为食物的药材，适量服食是安全可靠的。尽管治病用药时需要辨证施治，但从补硒的角度看，食用富含硒的食物对人体均有一定的保健意义。

特别指出的是：虽然普通蔬菜、水果中含硒量很低，但有些蔬菜含硒量很高，如仙人掌、无花果、芦笋、芦荟等，其中不同品种仙人掌含硒量检测数据为 33～190μg/100g，甚至可以和海产品及动物内脏相比。这些植物性食材生物利用度很高，不仅可作为蔬菜食用，更是具有一定医学作用的药材。当然，这些可作为药材的蔬菜往往具有多种药理成分和相应药物作用，食用时一般都有量的限制，超量或过量服食会引起不适或不良反应，甚至出现中毒情况，比如芦荟每次食用不可超过 15g。所以，在服食这些食物或药材时，最好先向医药学人士或营养学专家认真咨询，以保证安全和健康。

119　过量补硒会发生硒中毒吗？

地球上几乎所有物质，长期过量摄入或短时间较大量摄入，无论人或动物，都会不同程度地出现慢性（蓄积性）中毒或亚急性中毒，一次性大量或超大量摄入则会发生急性中毒反应，严重者可以危及生命。毫无疑问，硒元素也一样，无论生物活性有机

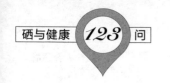

硒还是无机硒，人体长期超越每天最高硒摄入标准（如普通成人每天摄入硒 500μg 持续一年以上）会出现硒蓄积中毒现象；一次大剂量或超大剂量误服，或者短时间内较大剂量服食都会发生急性中毒或亚急性中毒反应。

其实，人类认识硒的生物学作用的过程正是从"硒中毒"开始的。早在 1860 年，畜牧学家注意到土耳其小马的某些组织损伤可能与硒中毒有关。随即在美国南部达科达州一些牧场的军马患了一种奇怪的病，主要表现是疲惫不堪、身体极其瘦弱、皮毛和蹄角很脆（一触就碎）、四肢僵硬、跛行。直到 1921 年，达科达州试验站在经过大量研究的基础上，提出了牧草中硒的含量过高导致动物硒中毒。研究认为，动物吃含硒量大于 800μg/kg 的牧草即可引起急性硒中毒；吃含硒 400～800μg/kg 的牧草会引起亚急性硒中毒。当牲畜被带到牧草含硒量 200～300μg/kg 的牧场后，中毒症状消失了。于是，硒被认为是一种对人和动物有毒有害的元素。尤其在 20 世纪 30 年代发现的"碱毒病""蹒跚盲"均系硒中毒所致，硒更被人们认为是一种剧毒品。直到 20 世纪 40、50 年代化学家 Schwarz 等通过实验证实硒能防止大鼠食饵性肝坏死，人们才重新认识硒。1957 年 Schwarz 等学者通过一系列研究证明：硒是人和动物体的必需微量元素之一。

然而，尽管硒是人和动物体中必需微量元素，缺硒会引起许多相关疾病，但是过量摄入硒元素会对机体产生毒性反应的问题不容回避。

一般认为，中毒水平的硒摄入是正常摄入量的 10～100 倍。我国营养学会推荐的成人硒最大安全摄入量是 500μg/天；美国科学家 Whanger 等推荐为 819μg/天，认为小于 800μg/天是安全的。

目前世界上公认的硒水平分级为：中毒量全血硒 $\geq 1.0mg/L$

（kg），日摄入硒≥800μg；高硒量全血硒≥0.5mg/L（kg），日摄入硒≥200μg；正常量全血硒≥0.1mg/L（kg），日摄入硒≥40μg；硒缺乏全血硒<0.1mg/L（kg），日摄入硒<40μg；极度缺乏全血硒<0.05mg/L（kg），日摄入硒<17μg。

调查发现，硒摄入量超过 21μg/日，不会发生克山病；硒摄入量低于 21μg/日的个体易于发生克山病。我国营养学会依据杨光圻教授的研究结果推荐，硒的界限中毒量为 800μg/日（全血硒约 1000μg/L），成人硒摄入量 50～250μg/日是安全的。日本渔民实际每天摄入硒 500μg 以上并未发现任何毒副反应，所以日本学者提出人体可接受的最大硒摄入量为 500μg/日，认为成人每天硒摄入量不超过 500μg 对机体健康是有保护作用的。

研究认为，单质硒实际上是无毒的，但单质硒不能被人体吸收。

无机硒（主要是亚硒酸钠和硒酸钠）生物利用度（人体吸收率）仅为 50%，明显低于植物活性有机硒，且经肠道吸收后须在体内转化为硒代氨基酸或硒蛋白方被机体组织细胞利用，所以世界各地已不再使用无机硒为低硒人群补硒。另外就毒性而言，虽然等量硒的无机硒与植物活性有机硒（包括天然谷物中的硒与天然化合物中的硒）的毒性是基本相同的，但是当机体摄入过量硒后，无机硒（如亚硒酸钠）易与血中还原型谷胱甘肽发生反应产生活性氧自由基，此时无机硒会表现出较植物活性有机硒更明显的毒性反应，这也是世界各地不再使用无机硒盐为低硒人群补硒的重要原因之一。

我国湖北恩施、宣恩两县曾发生过"硒中毒"事件，皆由天然谷物中植物活性有机硒引起。由于这两地土壤中硒含量居世界之首，所产大米硒含量达 148μg/100g，而玉米硒含量是大米的 4 倍，若当地居民以玉米为主食，就会发生硒中毒事件。为此，当地相关部门采取食物调配计划，解决了这一问题。

医学上，人的硒中毒分职业性硒中毒和非职业性硒中毒两种类型。

职业性硒中毒是由于职业关系长期接触过多的硒化合物而引起，多为呼吸道吸入或皮肤接触吸收所致。

非职业性硒中毒多为地方性硒中毒，偶尔也有误服或错服的病例。地方性硒中毒是由于某些高硒地区的土壤中含硒量过高，尤其在我国高硒含煤地层地区，由于温湿多雨加剧了硒的淋溶和迁移，而当地农民又有用石煤火土作底肥的习惯，从而造成土壤严重硒污染，使当地各种植物（尤其是粮食、蔬菜等作物）中硒含量过高，导致当地所产各类食物中硒含量过高，人群摄入过量高硒的食物后，会发生不同程度的硒中毒，这是一种因自然环境所导致的硒中毒。

那么，硒中毒的作用机制是什么？研究认为，硒化合物对机体的毒性作用机制可能为以下几个方面。

（1）攻击特定的脱氢酶系统，尤其是使琥珀酸脱氢酶失活。

（2）使在甲基、氨基丙基和羧基丙基基团的转移过程中起关键作用的腺苷蛋氨酸损耗，并使蛋氨酸腺苷酶失活。

（3）富硒植物中的硒主要是非蛋白型的含硒氨基酸，在人和动物体内有可能转化为无机硒亚硒酸盐类的产物，从而可引起人与动物硒中毒；植物中与蛋白质结合的硒能取代蛋白质中的硫，导致植物生化紊乱。

（4）高浓度的硒能抑制细胞生长，进而导致抑制 DNA、RNA 和蛋白质的合成；硒还能改变机体细胞内具有重要生物活性的生物信息物质即蛋白激酶 cAMP/cGMP 的比例，从而影响细胞代谢和机能活动。

（5）高浓度或高剂量的硒具有遗传毒作用。

（6）由于人体必需微量元素硒与锰在机体内含量呈负相关，硒过量必然影响人体对锰的吸收，导致体内锰元素含量减少，引起锰缺乏相关的一系列病症。

（7）硒有形成活性氧的能力，这是近年来学术界提出的一个引人注目的观点：研究者在体外研究中观察到，亚硒酸盐与还原型谷胱甘肽反应可致活性氧产生。研究认为，在不同条件下，硒化合物既能清除自由基，又能产生自由基，由其所在研究体系内的浓度而定。同时研究认为，在较低浓度下，硒可能以清除自由基为主要倾向，表现出有益的生理效应并发挥抗氧化作用；在高浓度下，则以产生自由基（活性氧）为主，导致毒性作用。这就是硒在人和动物体内的双重生物学效应理论。实际上，世界上任何物质或事物都具有两面性，都是双刃剑。

所以，只有选择适合浓度的硒才会对机体产生有利的作用。我们已经知道，硒缺乏或不足会影响机体健康并引发一系列相关疾病，同样，过量的硒摄入导致机体硒浓度过高，会发生毒性反应及硒中毒事件。明白了以上道理，就知道科学合理补硒的重要性：人体既不能缺硒，也不能过量或超量补硒，要根据不同人群需要选择补硒范围。正常成人按国家营养学会推荐的标准，每天摄入硒 50～200μg 或 250μg，最好为 150～250μg，一般不要超过最高安全摄入量 400～500μg（或每公斤体重 7μg），更不要长时间超越界限中毒量 800μg。在计算每天硒摄入量时，一定要先计算食物中硒含量，再确定是否需要补充有机硒制剂。如果需要补充有机硒制剂的话，则应明确需要补充多少适宜。儿童或特殊人群应参照专门指导标准与建议，必要时，可咨询相关医学人士或营养学专家。

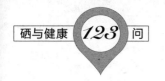

120 硒中毒有哪些症状和表现？

首先介绍一个名词—半数致死量（LD_{50}）。科研人员在进行动物急性毒性试验中，使受试动物一次用药后在预定时间（通常为 14 天）半数死亡的药物剂量，称为半数致死量，用 LD_{50} 来表示，单位是 mg（药物剂量）/kg（动物体重）。所以 LD_{50} 是衡量药物毒性大小的指标，LD_{50} 大提示毒性小，LD_{50} 小则提示毒性大。

研究证实，等量的无机硒和生物活性有机硒毒性作用基本相等。试验研究确定，无机硒亚硒酸钠在实验大、小鼠中，经口服的 LD_{50} 均为 7mg/kg；而进一步测定人口服有机硒制剂硒酵母的 LD_{50} 为 5g/kg，说明硒对动物和人的毒性很小，尤其人服用有机硒制剂（硒酵母等制剂），在营养学会推荐的摄入标准范围内，是非常安全可靠的。

但是，地球上任何一种事物都是双刃剑，都有两面性（即阳面与阴面或正面与负面）。所以任何一种物质只要过量或超量进入人体，都会产生一定毒性反应，即使是水，过量或超量进入人体也会发生"水中毒"。那么一旦发生硒中毒事件，如何判断与确定呢？

现代医学临床上根据病情（硒摄入剂量、时间、临床表现等）将硒中毒分为急性硒中毒、亚急性硒中毒与慢性硒中毒三种。一般职业性硒中毒与误服硒中毒可表现为急性中毒、亚急性中毒或慢性中毒，而地方性硒中毒与补硒不当导致长期过量摄入硒造成体内硒元素蓄积者，多表现为慢性中毒。

　　临床上，急性硒中毒通常是在人一次摄入了硒量高达 400～800mg/kg 体重的情况下发病，患者主要表现为运动异常和姿势病态，可出现一种"蹒跚盲"的综合征，表现为四肢无力、手指震颤，患者常有面色苍白、皮疹、流涎、胃胀伴恶心呕吐、腹痛或腹泻，重者可有高热、寒战、大汗淋漓、烦躁不安、失明，可出现肌肉痉挛及麻痹，常伴支气管炎、呼气有大蒜味或酸臭味，患儿常有头痛头晕、眼结膜刺激症状及嗜睡症状，严重者可因呼吸肌麻痹导致呼吸衰竭或心肌抑制与心脏功能受损，或末稍血管扩张所致循环衰竭而死亡。不过，迄今为止，极少有临床急性硒中毒死亡的报道，有误服过量硒引起临床急性硒中毒的患者经抢救成功痊愈后，未发生任何后遗症。

　　慢性硒中毒患者往往是由于每天摄入硒 2400～3000μg，长达数月后方出现中毒症状，表现为脱发脱甲、皮肤黄染、口臭、疲劳及倦怠无力、抑郁等症状；可有头晕头痛、恶心呕吐、食欲不振、腹泻、呼吸和汗液有蒜臭味；可引起自主神经功能紊乱等神经症状，患者常有皮肤痛觉迟钝、四肢麻木和智力改变，临床上称为"盲目蹒跚症"；患儿可有发育与生长迟缓；检查可发现有肝肿大及肝功能异常。其中，脱发与指甲形状改变是慢性硒中毒的主要特征，并常伴有皮疹，临床上称这类表现为"碱性病"。

　　实际上，地方性硒中毒一般分为两种类型，即"盲目蹒跚症"和"碱性病"。如今，地方性硒中毒已经得到有效控制，各地很难见到典型的病例了。

　　目前，对于硒中毒尚无特效解救方法。急性硒中毒须到医院进行抢救治疗，主要是对症急救处置；慢性硒中毒无须特殊处理，改变生活环境与食物状况以减少硒的摄入，或及时停止补硒即

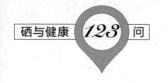

可，也可给予一定的对症处置或治疗。

121　硒是治疗百病的万能药吗？

随着医学科学技术的发展，人们对微量元素硒的认识和研究不断深入，硒的防病和治病作用越来越受到重视并成为研究热点。

但是，如同世界上所有科学技术一样，在学术界都会有不同的观点和看法，甚至有激烈的争论或争议，这是一种十分正常的现象。因为只有通过争议，通过进一步论证，通过不断推陈出新，通过认真透明地去伪存真，科学界才能对所取得的理论、知识、成果达成共识，让这些成就更好地服务于社会和人类。

目前，社会上对微量元素硒有两种完全不同的声音：一种声音是认为微量元素硒与人类健康和疾病无关，认为硒在人和生物体中没有任何生物学效应与作用，硒没有防病与治病作用，更没有防癌抗癌作用，甚至认为硒是一种有毒有害元素，建议人们远离硒；另一种声音是认为微量元素硒是一种能治百病的万能药，认为不管什么病，硒都能治好，甚至认为患者无论患了什么病都不需要到医院看医生，只要服硒就行。

我们认为，这两种观点和说法都有失偏颇。

科学研究已经证实，人体由 26 种必需化学元素组成，其中11 种为必需宏量元素，15 种为必需微量元素。这些化学元素通过不同的排列组合，构成了机体的全部，包括所有的器官、组织与细胞，包括各种体液，包括全部营养物质与代谢物质。既然是必需，就不能缺乏，否则就会影响到机体的生长与发育，影响到机体的健康与生存。26 种必需化学元素，各有定位，各司其职，彼此可以互相影响或依赖，互相协同或协作，互相拮抗或抑制，但不能互相取代。比如氢（H）、氧（O）、碳（C），三种元素可组成碳水化合物及葡萄糖；氢（H）、氧（O）两种元素可组成水，等等。尽管机体对每种必需元素的需要量不同，但每种必需元素的摄入量都必须满足机体的需要。当然，任何必需元素的摄入如果超过机体正常需要量，对机体健康也是不利的，或导致营养过剩，或导致代谢紊乱，或导致中毒反应。至于必需微量元素，尽管在机体内含量极微，但每种必需微量元素都有各自的生物学功能，都有各自不同的满足机体需求的含量，它们之间不能互相取代，但却存在一定的协同作用，有的还互相之间存在依赖或拮抗作用，而且必需微量元素与必需宏量元素之间也存在着一定的协同或依赖作用，甚至存在拮抗或制约作用。比如，硒和锌存在拮抗作用，但硒与锌对钙和镁都有协同作用（硒可有效促进钙的吸收），对铁和铜有时显示拮抗作用；铁与铜的互相协同作用是最引人瞩目的，被营养学界称为"铜墙铁壁"；硒与锰既有协同作用又有互相抑制作用，硒过量可导致锰缺乏，低锰或高锰都可降低体内硒水平；硫－硒拮抗效应则是机体内非常重要的一种代谢模式等等。

所以，组成人体的 26 种必需化学元素对机体的健康和生存十分重要，它们既不能缺乏，也不能过量，它们在机体内保持着一种相对平衡的状态，一旦这种平衡被打破，就会影响机体健康，引起相关疾病的发生发展。

微量元素硒与人类多种疾病的发生发展和预防治疗有密切的关系，其主要的机制是：硒是人体内谷胱甘肽过氧化物酶

（GSH－Px）等抗过氧化物酶的必需组分，这些酶的主要功能是阻止或减轻体内脂质过氧化反应，清除自由基和脂质过氧化物，从而保护细胞生物膜免受损伤或减少损害，保障细胞结构和功能正常，保证机体组织和器官健康；硒蛋白（Se－P）能调整机体细胞和体液免疫功能，并能清除体内有害金属元素；硒还具有一系列非抗氧化生物学功能，参与机体的多种新陈代谢活动和发挥相关的作用与功能。

通过这些知识我们知道，人的许多疾病都与硒有着不可分割的关系，缺硒可导致或引发一系列相关疾病（当然硒过量则可引起中毒）。所以说，认为硒与人体健康和疾病毫无关系的观点和看法是不恰当的，也是没有依据。至于硒对人体有毒有害的问题，只有在硒摄入量超过人体正常适宜需要量标准的情况下才会发生。

当然，我们说硒与许多疾病有密切关系，并不意味着认为硒是这许多疾病的唯一治疗药物和手段。众所周知，任何疾病的发生发展都是一个十分复杂的过程，发病因素和发病条件以及发病机制各种各样，而不同的疾病又都有各自相应的治疗原则和方法，既有规范化的治疗原则，也有个体化的治疗选择，其中有异有同，也有同有异，即所谓异病同治及同病异治，无论中西医都离不开这些规律。所以当人体患病后，一定要到医院进行相关检查，明确诊断后进行科学合理的相应治疗。那种认为硒是能治百病的万能药，不管患什么病只要服硒就能治愈的观点和看法显然是十分片面的，也是不可取的。

我们认为，硒作为谷胱甘肽过氧化物酶家族系列酶与多种含硒酶及硒蛋白等的重要组分，在机体内具有十分重要的生物学效应，在许多疾病的发生发展过程中扮演着不容忽视的角色，适量补硒使机体血硒含量保持在一个正常与合理的水平，对机体健康以及许多疾病的防治与辅助治疗是十分有益的。

122 对待疾病为什么说预防重于治疗？

古今医学都强调：对待疾病应该以预防为主。

我国最早的医学典籍《黄帝内经》在《素问》中记载曰："是故圣人不治已病，治未病，不治已乱，治未乱，此之谓也。夫已成而后药之，乱已成而后治之，譬犹渴而穿井，斗而铸锥，不亦晚乎。"典籍首次提及"未病"一词，并强调了治未病的重要性。

唐代著名医学家孙思邈在其名著《备急千金要方》卷七十二中又载："上医医未病之病，中医医欲病之病，下医医已病之病。"

可见，我国传统中医理论是非常重视疾病预防的，认为"防重于治"。

世界卫生组织根据 50 多个国家的医学专家研究结论，认为对各种疾病的最好治疗是预防。因为就目前的医学科学发展水平而言，许多疾病尚无有效或特效的治疗方法，如果不从预防着手，一旦患病，很难治愈；尤其到疾病晚期时，医生几乎束手无策，只能进行一些有限的支持与对症治疗。即使是一些有较好疗效的疾病，经过治疗后疾病好转甚或治愈，但也很难恢复到病前的状态，有一些并发症或后遗症是终身都不能消除的。

所以，预防胜于治疗，最好的医生是不让正常人得病的医生，最好的治疗是预防，预防是机体健康的保障。

当今医学对疾病的预防和治疗作为一个体系，将其列为三级，称为三级预防。

一级预防亦称为病因预防，是针对致病因素的预防措施，又分为针对环境的措施和针对机体的措施。这一阶段疾病并未发生，但某些危险因素已经存在，如病原体的感染、精神紧张或创伤、营养不良等，若此时改变或消除这些危险因素，可以预防或控制疾病的发生。此阶段也可称之为易感染期。

二级预防又称为症候前期预防或临床前期预防，即在疾病发生的临床前期做到早期发现、早期诊断、早期治疗的"三早"方针与措施。由于疾病在早期发现，并得到及时诊断和治疗，治愈率很高，同时可避免或减少并发症与后遗症的发生。

三级预防又称为临床预防，实际上是使用临床各种方法对所患疾病及时与积极地进行力所能及的治疗，尽量取得疗效并减少并发症的发生，努力促进患者康复。

综上所述，我们可以看到认真执行一级预防的重要性，即要使全社会在贯彻"预防为主"的卫生健康工作方针下，实现"无病早防"。为此，广泛开展健康教育、普及健康知识、提高全民科学健康理念与身体健康素质是一项十分重要的工作。

123 为什么要提倡我国国民全民科学补硒？

既然大家都明白，卫生健康工作的关键是"预防为主"，提高国民健康水平与寿命水平的中心与重点措施是"防重于治""无病早防""早防早治",那么,就要加强和普及全民健康教育,加强预防保健措施,尤其要加强对常见病与慢性病的预防与控制,这是各级政府及卫生行政部门一项十分重要的工作,也是所有医务人员和医务工作者的义务与责任。

微量元素硒是人体 15 种必需微量元素之一,在人体通过一系列含硒酶发挥抗氧化作用与抗过氧化作用(清除各种自由基与脂质过氧化物、保护组织细胞膜);通过硒蛋白调整与增强机体细胞免疫与体液免疫功能,拮抗与排出体内有毒金属元素和有害化合物;硒还具有一系列非抗氧化生物学功能,在机体内发挥重要的生物学作用,从而维护机体新陈代谢的正常进行,维护机体的健康水平,预防缺硒相关疾病的发生与发展。迄今为止,医学界通过研究已经认识到,人体大约 40 余种疾病与缺硒相关,这些疾病几乎覆盖了全身所有的器官与组织,其中包括恶性肿瘤和心脑血管疾病这两种发病率与死亡率最高的疾病,包括肝病、糖尿病等多种内分泌系统疾病,包括恶性贫血、血小板减少症、自身免疫性甲状腺炎、风湿性与类风湿性关节炎、银屑病、白癜风等各种自身免疫性疾病,还包括克山病等一些地方病以及艾滋病等病毒性感染疾病和白内障等眼病和其他许多相关疾病。

硒是地球上的稀散元素,世界上有许多国家和地区缺硒。虽然"世界硒都"湖北恩施在我国,但是我国有 2/3 以上的地区属国际公认的缺硒地区,涉及人口达七亿多,其中严重缺硒人口四亿多,与缺碘人口相一致。食品的过度精细加工导致人群食物中的摄硒量减少;各种污染导致的环境破坏和恶化以及不良生活习惯(吸烟、酗酒等)增加了人体对有害物质与金属离子等的吸收,这些有害元素或化合物又拮抗和干扰硒的吸收与生物学作用;人口老龄化导致老年人增加,而老年人与许多具有慢性疾患的人群对硒的吸收机能下降，而对硒的消耗却增加；还有自然界存在着不可避免的"损失性循环"导致可利用硒的自然减少，等等。所以人体对硒的需求量应当是适当增加的，然而地区与食物中硒的缺乏却难以满足这种需求。为此，因缺硒导致的健康问题和缺硒相关疾病的发病率就会增加。

20 世纪一位著名的微量元素学家奥德菲尔德曾说："硒像一颗原子弹，量很小很小，作用和威慑力却很大很大，一旦被人们所认识，必将对人类的健康产生深刻的影响。"

自从 1973 年世界卫生组织（WHO）宣布硒是人和动物机体不可缺少的必需微量元素以来，人类对硒的研究和认识越来越深刻。我国学者于 1980 年向全世界宣布，硒可以有效控制克山病；1988 年中国营养学会将硒列为人体 15 种必需微量元素之一，要求每天膳食中必需摄入足量的硒，方可保持机体内营养素的平衡，满足代谢需求；1994 年国家卫生部批准将硒列为食品营养强化剂。

2003 年美国食品药品监督管理局（FDA）批准了一项重大决议，即认为硒为抑癌剂，并允许硒营养品标识硒的抑癌性质；2015 年美国 FDA 又发布终期条例，将硒列为婴儿配方奶粉必需营养素（成为第 30 个美国法律批准的婴儿配方奶粉营养素）。

2005 年我国在北京召开"防治疾病，定量补硒"全国工作会议，鉴于全国不同程度的缺硒人口已近 10 亿，而因缺硒引发的相关疾病涉及上亿人，为尽快改善国民健康状况与水平，会议正式发布与启动全国补硒工程，会议主办单位是中国农业科学院与中国科技协会，会议宗旨是倡导全民补硒，让更多的人认识到硒的重要性，会议提出并呼吁：全民补硒，刻不容缓。

我国从 1991 年起，分别于同年、1994 年、2002 年、2005

年、2008 年、2011 年、2012 年陆续制定和修订了一系列食品或富硒产品的国家标准与行业标准，其中 2011 年国家卫生部发布取消《食品中污染物限量》中硒指标的公告就意味着我国不再将微量元素硒作为污染物来管理，这些充分体现了政府相关部门和卫生部门对国民进行科学补硒的关注和态度。

2011 年第二次全国"防病治病，科学补硒"工作会议召开，主办单位是中国科学补硒工作协会，同年 5 月 25 日，中国全民补硒工程启动大会在广州隆重召开，会议由中国农业科学院、中国卫生部健康产业协会、中国科学补硒工作协会、广州市政府联合主办，本次会议为我国全民补硒工程真正拉开了序幕，这也是地方政府直接参与、国家级科学院与相关协会共同举办的一次全民补硒动员太会，为推动我国全民科学补硒工程的开展具有重要意义。

2013 年湖北恩施市硒资源保护与开发局和恩施市科学技术协会发出《关于将 5 月 17 日定为"世界硒都·全民科学补硒日"的倡议书》，得到多方响应，并于 2013 年 5 月 17 日正式开启了首次"全民科学补硒日"活动，主题是"科学定量补硒，提高生命质量，享受健康人生"。这项活动的开展，一是为促进我国全民补硒工程的推广，使越来越多的民众认识到科学补硒的重要意义；二是纪念德国化学家 Schwarz 和他的研究团队，他们于1957 年 5 月 17 日发表的科学研究成果，首次证明了硒具有动物营养作用，这一成就被科学界定为硒元素生物化学研究的第一个里程碑。

实际上，"全民补硒工程"是国家卫生部根据中国缺硒的实际情况，由中国全民补硒指导委员会发起，以宣传普及硒知识，指导中国民众正确合理补硒，促进硒生物资源开发、应用、服务等内容于一体的全民健康工程（这项工程并非国家发布，但名称申请是通过国家批准的）。

根据 2017 年国家卫生部门发布的《中国居民膳食营养素参考摄入量》标准，要求我国居民成人每日摄入硒平均量（EAR）为 50μg，推荐量（RNI）为 60μg，最高摄入量（UL）为 400μg，而实际上我国居民日常饮食中硒摄入量平均值每日仅为 26～32μg，距离发布标准平均值 50μg 与推荐值 60μg 尚有较大差距，更远远达不到中国营养学会推荐的每日 50 或 60～250μg 标准。所以，开展全民补硒工程，提倡和呼吁全民科学合理补硒是当前卫生健康工作的重中之重。

人类对化学元素硒经过几十年的反复认真研究与探讨，已经初步认识到：硒是人体 15 种必需微量元素之一，对包括恶性肿瘤、心脑血管疾病等 40 余种疾病具有预防和治疗作用，科学合理补硒是提高人体健康水平、减少相关疾病的发病率和死亡率的一项重要工作。

我国著名营养学家于若木教授指出："硒具有抗癌、防衰老和保护人体免疫功能的作用。中国是一个缺硒大国，人体缺硒是关系到亿万人民健康的大事……"

为此，我们通过学习应该清楚地认识到，微量元素硒与人体健康的密切关系，在全民补硒工程的带动下，不仅要注重自身科学合理补硒，还要协助身边人科学合理补硒，让微量元素硒为大众的健康和防病治病发挥其应有的作用。